Soins Infirmiers

en

Rhumatologie

Le Guide Complet

ALEXANDRE CAREWELL

Table des matières

« *Le service de rhumatologie: Soigner l'architecture du corps humain.* »

Chapitre 1 :
INTRODUCTION À LA RHUMATOLOGIE

Définition et brève histoire
de la rhumatologie

La rhumatologie, dans son essence, est l'étude des douleurs et des maladies qui touchent le système musculosquelettique. Cela englobe les articulations, les ligaments, les os, les muscles et les tendons. Mais pour véritablement appréhender la profondeur de cette spécialité, il convient de voyager à travers le temps pour explorer ses origines et son évolution.

L'histoire de la rhumatologie plonge ses racines dans l'Antiquité. Les premières traces d'intérêt pour les maladies articulaires remontent aux civilisations anciennes d'Égypte, de Grèce et de Rome. Les textes médicaux égyptiens, tels que le papyrus Ebers datant de 1500 av. J.-C., contiennent déjà des descriptions de douleurs articulaires et des recettes de remèdes pour les traiter. Hippocrate, souvent considéré comme le père de la médecine, a écrit sur les maladies des articulations et a même évoqué des techniques d'examen et de traitement qui, bien que primitives, montrent une compréhension précoce de la biomécanique.

Avec l'essor du Moyen Âge et la Renaissance, la médecine a connu de profonds bouleversements. Les maladies articulaires, notamment la goutte, étaient bien documentées, reflétant les préoccupations croissantes de la société vis-à-vis des affections rhumatismales. Les représentations artistiques de l'époque montrent également des personnes souffrant de déformations articulaires, suggérant des cas de polyarthrite rhumatoïde.

13

L'émergence de la rhumatologie en tant que spécialité médicale distincte s'est toutefois cristallisée au cours des 19ème et 20ème siècles. Les avancées technologiques, en particulier dans le domaine de la radiographie, ont offert aux médecins un moyen d'examiner en détail l'intérieur des articulations humaines, révolutionnant ainsi le diagnostic et la compréhension des maladies rhumatismales. Parallèlement, la recherche médicale a progressivement identifié les processus inflammatoires sous-jacents de nombreuses affections rhumatismales, ouvrant la voie à des traitements plus ciblés et efficaces.

Aujourd'hui, la rhumatologie est une spécialité médicale sophistiquée, dotée d'outils diagnostiques et thérapeutiques avancés. Elle s'attaque à un éventail impressionnant de maladies, des formes courantes d'arthrose aux maladies auto-immunes complexes comme la lupus érythémateux systémique. Derrière chaque innovation, chaque traitement, se trouve l'écho de milliers d'années d'histoire, de curiosité et de détermination à soulager la souffrance humaine.

L'importance du rôle de l'infirmier en rhumatologie

L'infirmier, figure centrale du monde médical, revêt une importance particulière en rhumatologie. Sa position unique, à la croisée des chemins entre la pratique clinique, l'éducation du patient, et la recherche, fait de lui un maillon essentiel dans la prise en charge des maladies musculosquelettiques.

Les affections rhumatologiques, souvent chroniques, peuvent grandement impacter la qualité de vie des patients. Elles s'accompagnent parfois de douleurs persistantes, de mobilité réduite, voire de handicaps significatifs. Dans ce contexte, l'infirmier ne se contente pas d'administrer des soins, il devient également un soutien émotionnel, un éducateur, et parfois même un confident pour le patient. Il est la première ligne d'écoute et d'empathie face à la détresse que peuvent ressentir les personnes touchées.

L'éducation est un autre pan majeur du rôle de l'infirmier en rhumatologie. Il éduque les patients sur la nature de leur maladie, sur les traitements disponibles, et sur les meilleures façons de gérer leurs symptômes au quotidien. Cette éducation revêt une importance cruciale car elle permet aux patients de mieux comprendre leur état, d'adhérer à leur traitement, et ainsi d'améliorer leur pronostic à long terme. Les conseils prodigués peuvent aller de la simple gestion de la douleur à des recommandations sur des exercices physiques adaptés ou des techniques de relaxation.

En outre, la complexité des traitements en rhumatologie, qu'il s'agisse de médicaments oraux, d'injections, ou d'autres formes de thérapies, nécessite une vigilance accrue. L'infirmier veille au bon déroulement des traitements, s'assure de leur tolérance, et est souvent le premier à détecter d'éventuels effets secondaires ou complications.

Au-delà du soin et de l'éducation, l'infirmier en rhumatologie s'implique aussi dans la recherche clinique. Les innovations thérapeutiques étant constantes dans ce domaine, il participe activement à l'évaluation de nouvelles approches, en collaborant étroitement avec des équipes multidisciplinaires.

L'infirmier en rhumatologie est bien plus qu'un simple exécutant de soins. Il est un pilier central dans le parcours de soin du patient, un allié dans son combat contre la maladie, et un acteur déterminant dans les avancées médicales du domaine. Sa capacité à allier compétences techniques, sens de l'écoute, et expertise fait de lui un atout inestimable pour une prise en charge globale et humaine des maladies rhumatologiques.

Mythes et réalités : démystification de la pratique

La rhumatologie, comme de nombreux domaines médicaux, est entourée de mythes et de malentendus qui peuvent brouiller la compréhension réelle de la spécialité et de ses implications. La démystification est cruciale, car elle permet non seulement d'informer correctement, mais aussi de guider les patients vers les meilleurs choix de traitement. Voici quelques mythes courants et les réalités qui les contredisent.

Mythe 1: La rhumatologie ne concerne que les personnes âgées.
Réalité: Les maladies rhumatismales peuvent toucher n'importe qui, indépendamment de son âge. Bien que certaines conditions, comme l'arthrose, soient plus courantes chez les personnes âgées, d'autres, comme la polyarthrite rhumatoïde ou le lupus, peuvent survenir à n'importe quel stade de la vie, y compris chez les enfants.

Mythe 2: Les douleurs articulaires sont juste une conséquence normale du vieillissement.
Réalité: Si des douleurs légères et des raideurs peuvent survenir avec l'âge, une douleur intense ou persistante n'est jamais "normale". Elle peut être le signe d'une condition sous-jacente qui nécessite une évaluation et un traitement appropriés.

Mythe 3: Les médicaments pour les maladies rhumatologiques sont plus dangereux que les affections elles-mêmes.

Réalité: Si certains médicaments ont des effets secondaires, ils sont généralement prescrits après une évaluation minutieuse du rapport bénéfice/risque. De plus, de nombreux progrès ont été réalisés dans la mise au point de médicaments ciblés et efficaces avec des profils de sécurité améliorés.

Mythe 4: L'exercice aggrave les affections rhumatismales.

Réalité: Bien qu'il soit essentiel d'éviter les activités qui exercent une pression excessive sur les articulations affectées, l'exercice adapté peut en fait améliorer la mobilité, renforcer les muscles et réduire la douleur. Un physiothérapeute ou un expert en réadaptation peut guider les patients dans des exercices appropriés.

Mythe 5: Les régimes alimentaires peuvent "guérir" les maladies rhumatismales.

Réalité: Bien qu'une alimentation équilibrée puisse aider à gérer les symptômes et à soutenir la santé générale, aucun régime ne peut "guérir" une maladie rhumatismale. Il est essentiel de se méfier des affirmations non fondées et de toujours consulter un professionnel de santé avant d'apporter des modifications majeures à son régime alimentaire.

En éclaircissant ces mythes et d'autres, nous sommes en mesure de mieux informer les patients et le grand public. La rhumatologie est une spécialité complexe, mais avec une communication claire et une éducation appropriée, nous pouvons veiller à ce que chacun comprenne la vérité derrière les idées reçues et prenne des décisions éclairées concernant sa santé.

Chapitre 2 :
ANATOMIE ET PHYSIOLOGIE MUSCULOSQUELETTIQUE

Les os et les articulations : une introduction

Lorsque nous pensons au corps humain, l'image qui nous vient souvent à l'esprit est celle de notre peau, de nos muscles, de nos organes. Cependant, cachés sous ces couches se trouvent des structures fondamentales qui soutiennent, protègent et permettent nos mouvements quotidiens : les os et les articulations.

Les os : le pilier du corps

Les os sont des structures rigides, mais vivantes, qui constituent le squelette, le cadre de notre corps. Leur composition est principalement minérale, ce qui leur confère leur solidité, mais ils sont également irrigués par des vaisseaux sanguins et sont constamment renouvelés. Nous possédons au total 206 os, du minuscule osselet de l'oreille interne au fémur, l'os le plus long situé dans la cuisse.

Les os remplissent plusieurs fonctions essentielles :

Soutien : Ils offrent un support pour le corps, permettant de maintenir notre forme et posture.

Protection : Ils enveloppent et protègent nos organes vitaux. Par exemple, le crâne protège le cerveau, tandis que la cage thoracique protège le cœur et les poumons.

Mouvement : En association avec les muscles, les os permettent une variété de mouvements.

Stockage : Ils stockent des minéraux essentiels comme le calcium et le phosphore.

Formation de cellules sanguines : La moelle osseuse est le lieu de naissance de nouvelles cellules sanguines.

Les articulations : le carrefour du mouvement
Là où deux os se rencontrent, nous trouvons une articulation. C'est grâce à ces structures que nous pouvons bouger, tourner, fléchir, étirer ou pivoter. Les articulations sont entourées et protégées par une capsule synoviale et sont souvent renforcées par des ligaments. L'intérieur de l'articulation est tapissé d'un cartilage lisse qui permet aux os de glisser les uns sur les autres avec le minimum de friction.

Il existe différents types d'articulations en fonction de leur mobilité :

Fibreuse : Immobile, comme les sutures du crâne.

Cartilagineuse : Légèrement mobile, comme les disques entre les vertèbres.

Synoviale : Libre de bouger et la plus courante, comme les articulations du genou ou de l'épaule.

Au cours de la vie, les os et les articulations peuvent être sujets à diverses maladies, blessures ou affections. L'arthrite, l'ostéoporose ou les fractures ne sont que quelques exemples des défis que ces structures peuvent rencontrer. Ainsi, leur entretien, leur protection et leur compréhension sont fondamentaux pour une vie saine et active. En comprenant mieux les os et les articulations, nous apprécions davantage le génie architectural et la complexité du corps humain.

Les muscles, les tendons et les ligaments

Chacun de nos mouvements, qu'il s'agisse de saisir un objet, de courir ou simplement de respirer, résulte de l'interaction complexe entre les muscles, les tendons et les ligaments. Ces structures, bien qu'elles aient des fonctions et des caractéristiques distinctes, travaillent en synergie pour permettre la mobilité et la stabilité de notre corps.

Les muscles : moteurs du mouvement

Les muscles sont des tissus mous spécialisés qui se contractent pour produire un mouvement. Ils sont constitués de fibres musculaires, qui peuvent être volontairement ou involontairement contrôlées. On distingue trois principaux types de muscles :

- **Muscles squelettiques :** Volontaires et striés, ils sont responsables de la plupart des mouvements corporels que nous réalisons, comme marcher ou soulever un objet.

- **Muscles lisses :** Involontaires et non striés, ils sont présents dans les organes internes, tels que l'estomac, les intestins ou les vaisseaux sanguins.

- **Muscles cardiaques :** Involontaires et striés, ils constituent le cœur et permettent sa contraction rythmique.

Les tendons : liaisons musculo-squelettiques

Les tendons sont des bandes ou des cordons de tissu conjonctif robuste qui attachent les muscles aux os. Ils sont composés principalement de collagène, ce qui les rend à la fois forts et flexibles. Les tendons assurent la transmission de la force générée par la contraction musculaire, permettant ainsi le mouvement des os.

Les ligaments : stabilisateurs articulaires

Contrairement aux tendons, les ligaments relient les os entre eux au niveau des articulations. Ces structures élastiques, également riches en collagène, confèrent stabilité et force aux articulations, tout en permettant une certaine flexibilité. Ils jouent un rôle essentiel dans la prévention des mouvements excessifs qui pourraient endommager l'articulation.

Les muscles, tendons et ligaments sont susceptibles de subir des blessures ou des affections. Les déchirures musculaires, les tendinites ou les entorses ligamentaires sont courantes, surtout chez les sportifs ou les personnes réalisant des efforts physiques intenses. Leur réhabilitation nécessite souvent une approche combinée, impliquant repos, physiothérapie et parfois chirurgie.

Il est fascinant de constater à quel point ces structures, distinctes mais interdépendantes, collaborent harmonieusement pour nous permettre de bouger. Chaque pas que nous faisons, chaque objet que nous soulevons, chaque mouvement, aussi banal soit-il, est le résultat de cette symphonie corporelle orchestrée par les muscles, les tendons et les ligaments. Respecter et prendre soin de ces éléments est essentiel pour maintenir une mobilité optimale tout au long de notre vie.

Les pathologies les plus courantes en rhumatologie

La rhumatologie est une spécialité médicale axée sur le diagnostic et le traitement des maladies et affections des os, articulations, muscles, tendons et ligaments. Ces maladies, souvent chroniques, peuvent provoquer douleur, raideur et limitation des mouvements. Voici un aperçu des pathologies les plus couramment rencontrées en rhumatologie.

1. Arthrose
L'arthrose est une maladie dégénérative des articulations, résultant de l'usure progressive du cartilage. Elle peut toucher n'importe quelle articulation, mais affecte le plus

souvent les genoux, les hanches, la colonne vertébrale et les mains. Les symptômes incluent douleur, raideur et diminution de la mobilité.

2. Polyarthrite rhumatoïde (PR)

La PR est une maladie auto-immune inflammatoire qui attaque principalement les articulations, provoquant leur inflammation. Les articulations des mains et des pieds sont généralement les plus touchées. La PR peut également affecter d'autres organes, tels que les poumons ou les yeux.

3. Spondylarthrite ankylosante

Il s'agit d'une forme d'arthrite inflammatoire qui touche principalement la colonne vertébrale. Elle peut conduire à la fusion de certaines vertèbres, réduisant ainsi la mobilité de la colonne.

4. Lupus érythémateux systémique

Le lupus est une maladie auto-immune qui peut affecter de nombreux organes, y compris les articulations. Les symptômes sont variés, allant d'éruptions cutanées à des douleurs articulaires.

5. Ostéoporose

L'ostéoporose est une affection caractérisée par une diminution de la densité osseuse, rendant les os plus fragiles et susceptibles de se fracturer facilement.

6. Goutte

Cette affection est causée par l'accumulation de cristaux d'urate de sodium dans les articulations, généralement en raison de niveaux élevés d'acide urique dans le sang. Elle provoque des épisodes soudains et intenses de douleur, généralement au niveau du gros orteil.

7. Tendinites et bursites

Les tendinites sont des inflammations des tendons, tandis que les bursites sont des inflammations des bourses séreuses, de petits sacs remplis de liquide qui réduisent les frictions entre les tendons et les os.

8. Fibromyalgie

C'est un syndrome caractérisé par des douleurs

musculaires diffuses, des points sensibles spécifiques et souvent par une fatigue persistante.

9. Syndrome du canal carpien

Causé par la compression du nerf médian au niveau du poignet, il provoque des douleurs, des engourdissements et des faiblesses dans la main et les doigts.

10. Maladie de Paget de l'os

C'est un trouble de la remodelage osseux qui conduit à des os déformés et fragiles.

La prise en charge de ces pathologies nécessite souvent une approche multidisciplinaire, combinant médicaments, physiothérapie, éducation du patient et, dans certains cas, chirurgie. L'objectif est toujours de réduire la douleur, d'améliorer la fonction et de ralentir ou de stopper la progression de la maladie. Les avancées en rhumatologie ont permis d'améliorer considérablement la qualité de vie des patients atteints de ces affections.

Chapitre 3 :
LES RÔLES SPÉCIFIQUES
DE L'INFIRMIER EN RHUMATOLOGIE

La communication avec le patient et l'éducation

La communication avec le patient est un élément essentiel de la pratique médicale, en particulier en rhumatologie où de nombreuses pathologies sont chroniques et nécessitent une gestion à long terme. Elle n'est pas uniquement centrée sur la transmission d'informations, mais vise également à établir une relation de confiance, à soutenir le patient et à favoriser son autonomie.

L'importance de l'écoute
Avant tout, il est crucial d'écouter le patient. Cela permet de comprendre non seulement ses symptômes physiques, mais aussi ses inquiétudes, ses attentes et ses besoins. Une écoute active et empathique crée un espace sécurisant pour le patient, où il se sent valorisé et compris.

Transmettre des informations claires
Face à un diagnostic ou un traitement, le patient peut se sentir dépassé ou confus. Il est donc essentiel de fournir des informations précises, compréhensibles et adaptées à chaque patient. Les schémas, les brochures ou les vidéos peuvent être des outils précieux pour faciliter la compréhension.

L'éducation thérapeutique
L'éducation thérapeutique vise à aider le patient à acquérir ou maintenir les compétences dont il a besoin pour gérer au mieux sa vie avec une maladie chronique. En rhumatologie, cela peut inclure :

- Des informations sur la maladie et son évolution.
- Des conseils sur les médicaments, leurs effets secondaires et leur administration.
- Des techniques pour gérer la douleur ou la raideur.
- Des exercices physiques spécifiques ou des recommandations d'activité physique.
- Des stratégies pour gérer le stress ou l'anxiété liés à la maladie.

Favoriser l'autogestion

L'objectif de la communication et de l'éducation est d'encourager le patient à devenir un acteur actif de sa santé. En lui fournissant les outils et les connaissances nécessaires, on l'aide à prendre des décisions éclairées, à respecter son traitement et à adopter des comportements de santé bénéfiques.

La prise en compte des besoins émotionnels

Les maladies rhumatologiques, en raison de leur nature souvent chronique, peuvent avoir un impact émotionnel significatif. Il est donc crucial de reconnaître et d'aborder ces aspects lors des consultations. Proposer un soutien psychologique ou orienter vers des groupes de soutien peut être bénéfique.

Collaboration avec d'autres professionnels

La prise en charge en rhumatologie est souvent multidisciplinaire. Ainsi, travailler en collaboration avec d'autres professionnels de santé (kinésithérapeutes, psychologues, ergothérapeutes) peut enrichir la communication et l'éducation du patient.

En conclusion, une communication efficace et une éducation thérapeutique de qualité sont au cœur de la prise en charge en rhumatologie. Elles renforcent le lien patient-soignant, améliorent l'adhésion au traitement et ont un impact positif sur la qualité de vie du patient. C'est une approche globale qui tient compte non seulement des symptômes physiques, mais aussi des besoins émotionnels, psychologiques et sociaux du patient.

Administration et suivi des traitements

L'administration et le suivi des traitements sont des étapes cruciales dans la prise en charge des patients en rhumatologie. Étant donné que la plupart des pathologies rhumatologiques sont chroniques, assurer une administration appropriée et un suivi rigoureux est essentiel pour optimiser l'efficacité du traitement et minimiser les risques d'effets secondaires.

1. Comprendre le traitement
Avant d'administrer un traitement, il est indispensable de connaître son mécanisme d'action, ses indications, ses contre-indications, et ses potentiels effets secondaires. Ceci est particulièrement vrai en rhumatologie, où les traitements peuvent varier de simples anti-inflammatoires à des immunosuppresseurs ou des biothérapies.

2. Éducation du patient
La première étape vers une administration efficace est d'éduquer le patient sur son traitement :
- Comment et quand prendre le médicament ?
- Quels sont les effets attendus ?
- Quels sont les potentiels effets secondaires ?
- Comment stocker le médicament ?

3. Adhésion au traitement
L'une des principales barrières à l'efficacité du traitement est la non-adhésion du patient. Assurer un suivi régulier, écouter les préoccupations du patient et ajuster le traitement si nécessaire peuvent améliorer l'adhésion.

4. Suivi des effets secondaires
Les traitements rhumatologiques peuvent avoir des effets secondaires, allant de légers à sévères. Un suivi régulier permet de les détecter précocement et d'ajuster le traitement en conséquence.

5. Interactions médicamenteuses
Les patients en rhumatologie sont souvent sous plusieurs médications. Une surveillance attentive des interactions

médicamenteuses est cruciale pour prévenir les effets indésirables.

6. Examens de suivi

Certains traitements nécessitent des examens réguliers pour surveiller leur impact sur le corps. Par exemple, des prises de sang régulières pour surveiller la fonction hépatique ou rénale, ou des radiographies pour évaluer la progression d'une pathologie.

7. Ajustements du traitement

En fonction de la réponse du patient ou de l'apparition d'effets secondaires, le traitement peut nécessiter des ajustements. Cela peut inclure la modification de la dose, l'ajout d'un médicament supplémentaire, ou le changement de médicament.

8. Soutien émotionnel et psychologique

Gérer une maladie chronique peut être émotionnellement difficile pour le patient. Fournir un soutien émotionnel et, si nécessaire, diriger le patient vers un soutien psychologique peut être une partie essentielle du suivi.

9. Travail en équipe

L'administration et le suivi des traitements en rhumatologie bénéficient souvent d'une approche d'équipe. Collaborer avec des pharmaciens, des infirmières spécialisées, des kinésithérapeutes, des ergothérapeutes, et d'autres professionnels peut enrichir le suivi et améliorer les résultats pour le patient.

En somme, l'administration et le suivi des traitements en rhumatologie ne se limitent pas à prescrire un médicament. C'est un processus dynamique qui nécessite une communication continue avec le patient, une surveillance attentive et une approche centrée sur le bien-être global du patient.

Techniques spécifiques de soin en rhumatologie

La rhumatologie, en tant que spécialité médicale, possède un ensemble de techniques propres pour le diagnostic, le traitement et la prise en charge des affections musculosquelettiques. Ces techniques, adaptées aux particularités de chaque pathologie, sont essentielles à la pratique clinique et au bien-être des patients.

1. Techniques diagnostiques

Radiologie conventionnelle : C'est souvent la première ligne d'investigation pour visualiser les articulations et les os. Elle permet d'identifier des signes d'arthrose, des fractures ou d'autres anomalies.

IRM (Imagerie par Résonance Magnétique) : Elle donne une image détaillée des tissus mous, comme les cartilages, les tendons et les ligaments, permettant de diagnostiquer des lésions ou des inflammations.

Échographie musculosquelettique : Elle utilise des ultrasons pour visualiser les structures articulaires et est particulièrement utile pour guider des interventions, comme des infiltrations.

Analyse du liquide synovial : En prélevant du liquide d'une articulation enflée, on peut analyser ses constituants pour aider au diagnostic de maladies comme la goutte ou une infection.

2. Techniques de traitement

Infiltrations : L'administration directe de corticostéroïdes ou d'autres médicaments dans une articulation pour réduire l'inflammation et la douleur. C'est souvent utilisé pour des crises aiguës d'arthrite.

Synovectomie : Une procédure chirurgicale où le revêtement inflammatoire d'une articulation est enlevé pour réduire la douleur et améliorer la fonction.

- **Ondes de choc** : Une technique non invasive qui utilise des ondes acoustiques pour traiter la douleur, notamment dans des conditions comme la tendinopathie.

3. Techniques de rééducation et de physiothérapie

- **Mobilisation articulaire** : Des mouvements doux pour améliorer la mobilité et réduire la raideur d'une articulation.
- **Renforcement musculaire** : Des exercices spécifiques pour renforcer les muscles autour d'une articulation, stabilisant ainsi l'articulation et réduisant la douleur.
- **Thérapie manuelle** : Des techniques manuelles pour améliorer la mobilité et le fonctionnement d'une articulation.
- **Électrothérapie** : L'utilisation de courants électriques pour stimuler les muscles ou réduire la douleur.
- **Hydrothérapie** : Des exercices dans l'eau pour permettre une mobilisation articulaire avec moins de douleur grâce à la flottabilité.

4. Techniques d'éducation et de prévention

- **Ateliers d'éducation** : Des séances où les patients apprennent sur leur maladie, comment gérer leurs symptômes et comment améliorer leur qualité de vie.
- **Orthèses et aides** : L'utilisation d'appareils pour soutenir une articulation, réduire la douleur ou améliorer la fonction.

En rhumatologie, le soin ne se limite pas au diagnostic ou au traitement des symptômes. Il s'agit d'une approche globale qui vise à améliorer la qualité de vie du patient, à restaurer sa mobilité et à réduire la douleur. Les techniques utilisées sont adaptées à chaque patient, en fonction de sa pathologie, de ses besoins et de ses objectifs.

Collaboration interprofessionnelle

La prise en charge des affections rhumatologiques nécessite souvent une approche interdisciplinaire, faisant appel à différentes compétences professionnelles pour offrir un soin complet au patient. Cette collaboration interprofessionnelle est cruciale pour maximiser l'efficacité du traitement et assurer une qualité de vie optimale pour le patient.

1. Les acteurs de la collaboration

- **Rhumatologues** : Les médecins spécialisés qui diagnostiquent, traitent et suivent les patients atteints de maladies rhumatologiques.
- **Infirmiers en rhumatologie** : Ils offrent des soins directs, éduquent le patient, administrent des traitements et servent de liaison entre le patient et l'équipe soignante.
- **Kinésithérapeutes** : Ils interviennent pour améliorer la mobilité, la force et l'endurance à travers des exercices adaptés et des techniques manuelles.
- **Ergothérapeutes** : Ils aident les patients à adapter leur environnement, à apprendre des techniques pour minimiser la douleur et à utiliser des aides pour accomplir les activités quotidiennes.
- **Pharmaciens** : Ils conseillent sur l'administration des médicaments, surveillent les interactions médicamenteuses et répondent aux préoccupations des patients concernant leur traitement.
- **Psychologues/psychiatres** : Ils offrent un soutien pour les aspects émotionnels et mentaux des maladies chroniques, aidant les patients à gérer le stress, l'anxiété ou la dépression.
- **Diététiciens** : Ils conseillent les patients sur une nutrition adaptée pour gérer leur maladie et soutenir une bonne santé globale.

2. Avantages de la collaboration interprofessionnelle

Soins holistiques : Chaque professionnel apporte une expertise spécifique, offrant ainsi une prise en charge globale du patient.

Communication fluide : Les membres de l'équipe communiquent régulièrement pour partager des informations, des observations et des recommandations sur le patient.

Optimisation des ressources : En travaillant ensemble, l'équipe peut éviter les doublons et utiliser de manière efficace les ressources disponibles.

Soutien renforcé au patient : Le patient a accès à un réseau de soutien élargi, ce qui peut améliorer l'adhésion au traitement et la satisfaction du patient.

3. Défis de la collaboration interprofessionnelle

Coordination : Assurer une communication régulière et efficace entre tous les membres peut être un défi, en particulier lorsque l'équipe est dispersée.

Différences de perspective : Chaque profession a sa propre perspective et son propre ensemble de priorités, ce qui peut parfois conduire à des différends ou des malentendus.

Limitations des ressources : Les ressources, telles que le temps ou le financement, peuvent être limitées, ce qui peut entraver la collaboration.

La collaboration interprofessionnelle en rhumatologie est un maillon essentiel pour offrir une prise en charge complète et adaptée au patient. Elle nécessite une coordination, une communication et un respect mutuel entre les différents professionnels pour être efficace et réussie.

Chapitre 4 :
PRISE EN CHARGE DES MALADIES RHUMATISMALES COURANTES

Polyarthrite rhumatoïde : soins et interventions

La polyarthrite rhumatoïde (PR) est une maladie auto-immune chronique qui affecte principalement les articulations, entraînant inflammation, douleur, et à terme, des déformations. Sa prise en charge nécessite une collaboration entre différents professionnels pour offrir un traitement global, visant à réduire les symptômes, ralentir la progression de la maladie et améliorer la qualité de vie.

1. Évaluation initiale
   - **Anamnèse et examen clinique** : Recueil des symptômes, antécédents médicaux et familiaux, et évaluation de la mobilité et de la douleur.
   - **Analyses sanguines** : Pour détecter des marqueurs d'inflammation et des anticorps spécifiques à la PR.
   - **Imagerie** : Radiographies, IRM, ou échographies pour évaluer l'étendue des dégâts articulaires et la progression de la maladie.
2. Traitement médicamenteux
   - **Anti-inflammatoires non stéroïdiens (AINS)** : Pour réduire la douleur et l'inflammation.
   - **Corticoïdes** : Utilisés temporairement pour contrôler les poussées inflammatoires.
   - **Disease-modifying antirheumatic drugs (DMARDs)** : Comme le méthotrexate, ils sont le pilier du traitement de la PR, agissant pour ralentir la progression de la maladie.

Biothérapies : Médicaments qui ciblent spécifiquement certaines molécules impliquées dans l'inflammation, comme les anti-TNF.

3. Interventions non médicamenteuses

Physiothérapie : Exercices adaptés pour maintenir ou améliorer la mobilité, renforcer les muscles, et diminuer la douleur.

Ergothérapie : Conseils et adaptation pour protéger les articulations lors des activités quotidiennes, ainsi que l'utilisation d'orthèses pour soutenir les articulations.

Education thérapeutique : Informer le patient sur sa maladie, les traitements, et comment gérer au mieux les symptômes au quotidien.

Psychothérapie : Offrir un soutien pour gérer le stress, l'anxiété, la dépression ou d'autres défis émotionnels associés à la maladie.

4. Chirurgie

Pour les patients dont les articulations sont sévèrement endommagées :

Synovectomie : Ablation du revêtement inflammatoire de l'articulation.

Arthroplastie : Remplacement d'une articulation endommagée par une prothèse.

Ostéotomie : Réalignement des os pour réduire la douleur et améliorer la fonction.

5. Prise en charge globale

Nutrition : Des conseils diététiques pour maintenir un poids sain et soutenir la santé globale.

Arrêt du tabac : Le tabagisme peut aggraver la PR, il est donc conseillé d'arrêter.

Gestion de la douleur : Techniques de relaxation, acupuncture ou autres thérapies complémentaires peuvent aider à gérer la douleur.

La prise en charge de la polyarthrite rhumatoïde est un processus continu et multidimensionnel, nécessitant une approche individualisée. Avec une intervention précoce, une collaboration étroite entre les différents professionnels, et l'implicatîon active du patient, il est possible de gérer efficacement cette maladie et d'offrir une meilleure qualité de vie aux patients.

Spondylarthrite ankylosante

La spondylarthrite ankylosante (SA) est une maladie rhumatismale inflammatoire qui affecte principalement la colonne vertébrale et le bassin. Elle provoque une douleur et une raideur, et dans les cas avancés, elle peut conduire à une fusion des vertèbres, limitant grandement la mobilité. La prise en charge de la SA nécessite une approche multidisciplinaire afin de traiter non seulement les symptômes, mais aussi les impacts émotionnels et sociaux de la maladie.

1. Comprendre la maladie
   - **Étiologie et pathogénie** : Origines génétiques, rôle du système immunitaire et processus inflammatoire.
   - **Symptômes cliniques** : De la douleur lombaire insidieuse à la raideur vertébrale, en passant par d'autres manifestations extra-articulaires.
   - **Diagnostic** : Critères cliniques, radiologiques et biologiques.
2. Traitements médicamenteux
   - **Anti-inflammatoires non stéroïdiens (AINS)** : Soulagent la douleur et réduisent l'inflammation.
   - **Antirhumatismaux modificateurs de la maladie (DMARDs)** : Comme le sulfasalazine, utilisé en cas de symptômes périphériques.
   - **Biothérapies** : Médicaments biologiques, comme les inhibiteurs du TNF-alpha, qui ciblent des molécules spécifiques impliquées dans l'inflammation.

Médicaments pour la douleur : Analgésiques et autres médicaments pour gérer la douleur.

3. Approches thérapeutiques non médicamenteuses

Kinésithérapie : Séances d'étirements, de renforcement et de mobilité pour maintenir une fonction optimale et prévenir les déformations.

Hydrothérapie : Exercices dans l'eau pour faciliter la mobilité et réduire la douleur.

Ergothérapie : Aide à adapter les activités quotidiennes pour réduire la douleur et préserver l'autonomie.

Éducation thérapeutique : Comprendre la maladie, adhérer au traitement et adopter des comportements santé.

4. Aspects psychosociaux

Soutien psychologique : Gestion du stress, des émotions et des défis liés à une maladie chronique.

Réseaux de soutien : Groupes de soutien, forums en ligne et associations de patients.

Adaptations au travail : Aménagements ergonomiques, temps partiel thérapeutique, reconversion professionnelle.

5. Vivre avec la SA au quotidien

Activités physiques : L'importance d'un mode de vie actif pour la santé articulaire et générale.

Nutrition : Une alimentation équilibrée pour soutenir la santé globale et possiblement réduire l'inflammation.

Gestion du sommeil : Stratégies pour un sommeil réparateur malgré la douleur.

La prise en charge de la spondylarthrite ankylosante nécessite une compréhension approfondie de la maladie, une collaboration étroite entre différents professionnels de santé, et une implication active du patient. Grâce à ces éléments, il est possible de gérer les symptômes, de ralentir la progression de la maladie et d'optimiser la qualité de vie.

Arthrose

L'arthrose est une maladie dégénérative des articulations qui affecte la qualité du cartilage. Contrairement aux maladies auto-immunes comme la polyarthrite rhumatoïde, l'arthrose est liée à l'usure, à l'âge, mais aussi à de nombreux facteurs de risques modifiables ou non. Elle engendre douleur, raideur et perte de mobilité, impactant la qualité de vie des personnes atteintes.

1. Comprendre l'arthrose
   - Anatomie et physiologie de l'articulation : Structure du cartilage, synovie et os.
   - **Pathogénie de l'arthrose** : Processus de dégradation du cartilage et réaction osseuse sous-jacente.
   - **Facteurs de risque** : Âge, génétique, surpoids, activités physiques intenses, traumatismes, etc.
2. Symptômes et diagnostic
   - **Manifestations cliniques** : Douleur mécanique, raideur matinale, craquements, déformations.
   - **Moyens diagnostiques** : Radiographies, IRM, évaluation clinique.
   - **Différentiation d'autres maladies** : Distinguer l'arthrose d'autres affections rhumatologiques.
3. Gestion médicamenteuse de l'arthrose
   - **Antalgiques** : Paracétamol, anti-inflammatoires non stéroïdiens (AINS), etc.
   - **Traitements topiques** : Crèmes et gels à base d'AINS.
   - **Injections intra-articulaires** : Acide hyaluronique, corticostéroïdes.

4. Interventions non médicamenteuses
  - **Physiothérapie** : Exercices de renforcement, d'étirement, et mobilisation.
  - **Perte de poids** : Si nécessaire, pour réduire la pression sur les articulations portantes.
  - **Orthèses et aides techniques** : Canne, semelles, orthèses de main ou genou.
  - **Techniques complémentaires** : Acupuncture, chiropratique, massages.

5. Chirurgie
  - **Arthroscopie** : Nettoyage chirurgical de l'articulation.
  - **Ostéotomie** : Réalignement chirurgical pour corriger les déformations.
  - **Arthroplastie** : Remplacement total ou partiel de l'articulation (ex : prothèse de hanche ou de genou).

6. Vivre avec l'arthrose au quotidien
  - **Auto-gestion de la douleur** : Techniques de relaxation, gestion du stress.
  - **Nutrition** : Alimentation équilibrée, compléments alimentaires (glucosamine, chondroïtine).
  - **Maintenir une activité physique** : Choix d'activités adaptées, comme la natation ou le vélo.
  - **Gestion émotionnelle** : Soutien psychologique, groupes de discussion.

L'arthrose, bien qu'elle soit une maladie dégénérative, ne signifie pas une fatalité. Avec une compréhension éclairée de la maladie, une prise en charge adaptée, des choix de vie sains et une attitude proactive, il est tout à fait possible de vivre avec l'arthrose en minimisant ses impacts et en conservant une qualité de vie satisfaisante.

Lupus érythémateux disséminé

Le lupus érythémateux disséminé, plus couramment appelé lupus, est une maladie auto-immune complexe dans laquelle le système immunitaire attaque les tissus sains du corps. Elle peut affecter de nombreux organes, et sa manifestation est très variée, rendant souvent le diagnostic et la gestion du lupus particulièrement délicats. Néanmoins, une approche multidimensionnelle peut permettre aux patients de gérer efficacement la maladie et d'améliorer leur qualité de vie.

1. Comprendre le LED

- **Pathogénie** : Les mécanismes immunitaires impliqués dans l'auto-agression.
- **Facteurs déclenchants et de risque** : Expositions environnementales, génétique, hormones et infections.

2. Symptômes et diagnostic

- **Manifestations cliniques** : Éruptions cutanées, fatigue, douleurs articulaires, fièvre, atteintes rénales et plus.
- **Critères diagnostiques** : Association des symptômes, analyses sanguines et biopsies.

3. Traitements du lupus

- **Médicaments anti-inflammatoires** : AINS pour gérer la douleur et l'inflammation.
- **Antipaludéens** : Comme l'hydroxychloroquine, souvent utilisée pour les symptômes cutanés et articulaires.
- **Immunosuppresseurs** : Médicaments qui réduisent l'activité du système immunitaire.
- **Stéroïdes** : Pour contrôler les poussées sévères et réduire l'inflammation.

4. Vivre avec le lupus au quotidien

- **Gestion des poussées** : Reconnaître les signes avant-coureurs et adapter son mode de vie.
- **Protection solaire** : Éviter les éruptions cutanées et minimiser les poussées.

- **Diététique et nutrition** : Adopter une alimentation anti-inflammatoire, gérer les effets secondaires des médicaments.

5. Complications potentielles
   - **Atteinte rénale** : Néphrite lupique et suivi régulier.
   - **Problèmes cardiovasculaires** : Risques accrus d'athérosclérose et de maladies cardiaques.
   - **Complications pendant la grossesse** : Gestion préconceptionnelle et suivi rapproché.

6. Aspect émotionnel et psychosocial
   - **Soutien psychologique** : Gérer le stress, l'anxiété et la dépression souvent associés à la maladie.
   - **Réseaux d'entraide** : Groupes de soutien, forums en ligne et associations dédiées au lupus.

7. Recherche et avancées futures
   - **Nouvelles thérapies** : Les médicaments biologiques et les traitements en développement.
   - **Recherche clinique** : L'importance de participer aux études pour faire progresser la compréhension de la maladie.

L'approche du lupus érythémateux disséminé doit être globale. Elle nécessite non seulement une prise en charge médicale adaptée mais aussi une éducation des patients pour qu'ils comprennent leur maladie et puissent prendre des décisions éclairées. Avec le soutien approprié et les bonnes ressources, il est possible de vivre avec le lupus tout en maintenant une bonne qualité de vie.

Goutte
et autres arthropathies microcristallines

Les arthropathies microcristallines englobent un ensemble de maladies articulaires causées par la formation et le dépôt de cristaux dans les articulations et les tissus mous.

La goutte, causée par des cristaux d'urate, est la plus courante, mais d'autres, comme la chondrocalcinose (causée par des cristaux de pyrophosphate de calcium), sont également significatives.

1. Goutte : Le Roi des Arthropathies Microcristallines
  - **Physiopathologie** : La surproduction ou l'élimination insuffisante d'acide urique.
  - **Facteurs de risque** : Alimentation, génétique, médicaments, maladies concomitantes.
  - **Symptômes caractéristiques** : Crises aiguës de douleur, rougeur, chaleur et gonflement, souvent au gros orteil.
2. Chondrocalcinose et autres
  - **Comprendre la chondrocalcinose** : Formation de cristaux de pyrophosphate de calcium.
  - **Symptomatologie** : Similitudes et différences avec la goutte.
3. Diagnostic et Imagerie
  - **Examen clinique** : Historique des crises, zones affectées.
  - **Imagerie** : Radiographie, échographie, IRM.
  - **Analyse du liquide synovial** : Identification directe des cristaux.
4. Traitement de la goutte
  - **Phase aiguë** : AINS, colchicine, corticostéroïdes.
  - **Prévention des crises** : Allopurinol, fébuxostat.
  - **Conseils diététiques** : Éviter les aliments riches en purines, promouvoir la consommation d'eau.
5. Prise en charge des autres arthropathies microcristallines
  - **Traitement symptomatique** : Soulagement de la douleur, physiothérapie.
  - **Interventions médicales** : Dans certains cas, aspiration des cristaux, injections de corticostéroïdes.

6. Vivre avec une arthropathie microcristalline

Gestion des crises : Reconnaître les signes précurseurs, avoir un plan d'action.

Adaptation du mode de vie : Conseils nutritionnels, maintien de l'hydratation, activité physique adaptée.

7. Avancées récentes et recherche

Nouveaux médicaments : Approches thérapeutiques ciblant les mécanismes spécifiques.

Recherche clinique : Études en cours et perspectives futures.

Les arthropathies microcristallines, malgré leur nature douloureuse, peuvent être gérées avec succès grâce à une combinaison de médicaments, d'interventions diététiques et de physiothérapie. Une compréhension approfondie de ces maladies, associée à une prise en charge proactive, permet aux patients de mener une vie active et épanouie.

Chapitre 5 :
GESTION DE LA DOULEUR
ET DU BIEN-ÊTRE

Évaluation de la douleur : outils et techniques

La douleur est un symptôme complexe et subjectif, qui varie considérablement d'un individu à l'autre. Pour les professionnels de la santé, évaluer la douleur est une étape cruciale pour offrir un traitement adapté et améliorer la qualité de vie des patients. Cette évaluation ne repose pas seulement sur une dimension physique, mais également psychologique, sociale et émotionnelle.

1. La nature multifactorielle de la douleur
   - **Types de douleur** : Aiguë vs chronique, nociceptive vs neuropathique, somatique vs viscérale.
   - **Mécanismes sous-jacents** : Comprendre les voies de la douleur et les mécanismes d'action.
2. Communication avec le patient
   - **L'importance de l'écoute** : Créer un environnement propice à l'expression.
   - **Éviter les préjugés** : Reconnaître et dépasser les stéréotypes associés à la douleur.
3. Outils d'évaluation quantitatifs
   - **Échelles visuelles analogiques (EVA)** : De "pas de douleur" à "douleur insupportable".
   - **Échelle verbale simple** : Utilisation de termes qualitatifs comme "léger", "modéré", "sévère".
   - Échelle de douleur numérique : Noter la douleur de 0 à 10.
4. Outils d'évaluation qualitatifs
   - **Questionnaires et inventaires** : McGill Pain Questionnaire, Brief Pain Inventory.

Journaux de douleur : Un suivi régulier pour noter les variations et les déclencheurs.

5. Évaluation de la douleur chez les populations spécifiques

Enfants : Échelles adaptées comme la Faces Pain Scale-Revised.

Personnes âgées : Prise en compte des troubles cognitifs, échelles simplifiées.

Patients non communicatifs : Observations comportementales, échelles comme la PAINAD (Pain Assessment in Advanced Dementia).

6. Évaluation des dimensions psychologiques et émotionnelles

Anxiété et dépression : Outils spécifiques comme l'échelle HADS (Hospital Anxiety and Depression Scale).

Impact sur la qualité de vie : Échelles d'évaluation de la qualité de vie liée à la santé.

7. Rôle de l'imagerie et de la technologie

Imagerie par résonance magnétique (IRM) : Visualisation de l'activité cérébrale liée à la douleur.

Biofeedback : Utilisation des signaux physiologiques pour la gestion de la douleur.

8. Intégration des résultats et plan d'action

Synthèse des informations : Combinaison des évaluations qualitatives et quantitatives.

Élaboration d'un plan de prise en charge : Adapté aux besoins et aux préférences du patient.

L'évaluation de la douleur nécessite une approche holistique, qui prend en compte le vécu individuel du patient ainsi que les dimensions physiologiques, psychologiques et sociales. Grâce à une évaluation minutieuse, les professionnels de la santé peuvent proposer des traitements adaptés et ainsi améliorer considérablement le bien-être des patients.

Techniques pharmacologiques et non pharmacologiques

Dans le monde de la médecine moderne, il est reconnu que le traitement de la douleur nécessite une approche multimodale. En combinant des techniques pharmacologiques et non pharmacologiques, les soignants peuvent offrir une prise en charge optimale aux patients souffrant de douleurs variées.

1. Techniques Pharmacologiques : Comprendre les Médicaments

- **Analgésiques non opioïdes** : Paracétamol, AINS (anti-inflammatoires non stéroïdiens).
- **Opioïdes** : Codéine, morphine, oxycodone.
- **Adjuvants** : Antidépresseurs, anticonvulsivants pour les douleurs neuropathiques.
- **Topiques** : Gels, pommades, patches (comme le patch de lidocaïne).
- **Blocs nerveux et infiltrations** : Anesthésiques locaux, corticostéroïdes.

2. Techniques Non Pharmacologiques : L'éventail des Interventions

- Thérapies physiques :
- **Physiothérapie** : Mobilisations, étirements, renforcement.
- **Thérapie par la chaleur et le froid** : Compresses chaudes ou froides, bains.
- **Électrothérapie** : TENS (stimulation nerveuse électrique transcutanée), ultrasons.
- Thérapies cognitivo-comportementales (TCC) :
- **Thérapie de gestion du stress** : Techniques de relaxation, visualisation guidée.
- **Restructuration cognitive** : Remplacer les pensées négatives par des pensées positives.
- Interventions psychocorporelles :

- **Acupuncture et acupression** : Stimulation de points spécifiques pour soulager la douleur.
- **Méditation et pleine conscience** : Techniques de respiration, focus sur le moment présent.
- **Biofeedback** : Apprendre à contrôler les fonctions corporelles pour réduire la douleur.
- Thérapies manuelles :
- **Massage thérapeutique** : Différentes techniques pour détendre les muscles et améliorer la circulation.
- **Chiropraxie et ostéopathie** : Manipulations pour réaligner le squelette et améliorer la mobilité.
- Interventions complémentaires :
- **Aromathérapie** : Utilisation d'huiles essentielles pour soulager la douleur et le stress.
- **Thérapie par l'art et la musique** : Expression créative pour le bien-être.

3. Combinaison des Techniques : Une Prise en Charge Personnalisée

- **Évaluation initiale** : Déterminer l'origine de la douleur et les besoins du patient.
- **Plan de traitement intégré** : Associer des interventions pharmacologiques et non pharmacologiques adaptées.
- **Réévaluation régulière** : Ajuster le plan de traitement en fonction de la réponse du patient.

En combinant des techniques pharmacologiques avec des méthodes non pharmacologiques, il est possible d'offrir une prise en charge holistique de la douleur. Cette approche reconnaît le caractère multifactoriel de la douleur et offre aux patients une gamme d'outils pour améliorer leur qualité de vie.

Le rôle de l'infirmier dans la réhabilitation

La réhabilitation est un processus dynamique visant à permettre à un individu de retrouver ou d'optimiser son niveau fonctionnel après une maladie, une chirurgie ou une blessure. L'infirmier, au cœur de ce processus, joue un rôle essentiel dans l'accompagnement, l'éducation et la prise en charge du patient.

1. Évaluation Initiale et Surveillance Continue
  - **Évaluation des besoins du patient** : Identifier les déficits fonctionnels, émotionnels et sociaux.
  - **Surveillance des progrès** : Observer et documenter les améliorations ou les complications potentielles.
  - **Adaptation du plan de soins** : Modifier les interventions en fonction de l'évolution du patient.
2. Éducation et Formation du Patient
  - **Auto-soins** : Apprendre au patient à gérer sa médication, ses pansements ou son alimentation spécifique.
  - **Exercices thérapeutiques** : Enseigner des mouvements ou des exercices pour améliorer la mobilité et la force.
  - **Gestion de la douleur** : Informer sur les méthodes pharmacologiques et non pharmacologiques pour la gestion de la douleur.
  - **Prévention des complications** : Éduquer sur les signes d'alerte et les mesures préventives.
3. Soutien Psychosocial et Émotionnel
  - **Écoute active** : Fournir un espace sécurisé pour que le patient exprime ses craintes et préoccupations.
  - **Orientation vers des ressources** : Proposer des groupes de soutien, des thérapies ou des professionnels spécialisés.
  - **Stimulation de la motivation** : Encourager le patient à participer activement à sa réhabilitation.

4. Coordination des Soins
   Collaboration interprofessionnelle : Travailler en équipe avec des physiothérapeutes, des ergothérapeutes, des psychologues, etc.
   Planification de la sortie : S'assurer que le patient a tout le soutien nécessaire à domicile ou orienter vers des structures adaptées (centre de rééducation, etc.).
   Suivi post-hospitalisation : Organiser des visites de suivi pour vérifier l'adaptation du patient à son environnement.
5. Promotion de l'Autonomie et de l'Indépendance
   Stratégies d'adaptation : Proposer des outils et des méthodes pour faciliter les activités quotidiennes.
   Interventions personnalisées : Adapter le plan de soins aux besoins et aux souhaits du patient.
6. Actualisation des Connaissances et Formation Continue
   Veille scientifique : Se tenir informé des dernières recherches et innovations en matière de réhabilitation.
   Formations spécifiques : Participer à des séminaires, des formations ou des ateliers pour approfondir ses compétences.

L'infirmier est un pilier central dans le processus de réhabilitation. Par son expertise, son écoute et sa capacité à coordonner les soins, il accompagne le patient dans sa quête de récupération, d'autonomie et de bien-être. Sa présence rassurante et sa compétence technique et relationnelle font de lui un acteur incontournable de la réhabilitation.

L'importance de l'équilibre entre vie professionnelle et personnelle

À une époque où la rapidité, la productivité et l'hyperconnexion dominent, la frontière entre vie professionnelle et vie personnelle peut sembler de plus en plus floue. Cependant, parvenir à un équilibre entre ces deux univers est crucial pour préserver sa santé, sa qualité de vie et maintenir une performance durable au travail.

1. Préserver sa Santé Physique et Mentale

   Prévention de l'épuisement : Travailler sans cesse sans temps de récupération peut mener au burnout, une détresse psychologique sévère.

   Gestion du stress : L'équilibre permet de mieux gérer et réduire le stress, responsable de nombreuses pathologies.

   Renforcement du système immunitaire : Un bon équilibre vie pro/perso favorise un sommeil de qualité, essentiel pour un système immunitaire fort.

2. Favoriser la Qualité des Relations

   Temps de qualité avec les proches : Passer des moments privilégiés avec sa famille et ses amis renforce les liens et offre des moments de ressourcement.

   Développement personnel : Avoir du temps pour soi permet de cultiver ses passions, d'apprendre et de grandir en tant qu'individu.

3. Améliorer la Productivité et la Créativité au Travail

   Récupération et revitalisation : Un esprit reposé est plus alerte, créatif et efficace.

   Prise de recul : Se détacher temporairement du travail offre une meilleure perspective et aide à la prise de décision.

4. Contribution à une Meilleure Estime de Soi

   Satisfaction et accomplissement : Réussir à jongler entre responsabilités professionnelles et plaisirs personnels renforce le sentiment de compétence et d'efficacité.

   Affirmation de ses valeurs : Choisir consciemment de consacrer du temps à sa vie personnelle affirme l'importance accordée à sa propre santé, à ses proches et à ses passions.

5. Prévention des Risques Professionnels

Réduction des erreurs : La fatigue et le stress continu peuvent augmenter les risques d'erreurs au travail.

Maintien de l'engagement professionnel : En évitant la surcharge et l'épuisement, on conserve une motivation et un attachement plus fort à son métier.

6. Flexibilité et Adaptabilité

Gestion des imprévus : Un bon équilibre permet de mieux gérer les imprévus, qu'ils soient d'ordre professionnel ou personnel.

Réactivité et innovation : L'équilibre offre un état d'esprit plus ouvert et réactif aux nouvelles opportunités ou méthodes de travail.

Pour parvenir à cet équilibre, il est essentiel de poser des limites, d'apprendre à dire non, de se ménager des moments de détente, et de reconnaître ses propres besoins. C'est une démarche active qui demande une introspection régulière, mais les bénéfices, tant pour l'individu que pour la société, sont incommensurables.

Chapitre 6 :
LES DÉFIS ÉTHIQUES
ET PROFESSIONNELS

Consentement éclairé
et autonomie du patient

Dans le domaine médical, la prise en charge du patient ne se limite plus à la simple prescription de traitements. Elle s'inscrit désormais dans une approche globale, reconnaissant l'individu comme acteur principal de sa santé. Au centre de cette vision se trouvent le consentement éclairé et l'autonomie du patient, des notions fondamentales garantissant le respect des droits et de la dignité de chaque personne.

1. Comprendre le Consentement Éclairé
   - **Définition** : Le consentement éclairé est l'accord volontaire et informé d'un patient à subir une intervention médicale après avoir compris les risques, les bénéfices, les alternatives et les conséquences possibles.
   - **Éléments essentiels** : Information complète, compréhension, capacité de décision et absence de coercition.
2. Importance de l'Autonomie du Patient
   - **Respect de la personne** : Chaque individu a le droit de prendre des décisions concernant son corps et sa santé.
   - **Confiance et collaboration** : Valoriser l'autonomie renforce la relation de confiance entre le professionnel de santé et le patient.
3. La Communication, Élément Clé du Consentement
   - **Clarté et honnêteté** : Présenter l'information de manière transparente, en évitant le jargon médical.

Écoute active : Prendre le temps d'écouter les préoccupations et les questions du patient.

Validation de la compréhension : S'assurer que le patient a bien saisi toutes les informations.

4. Les Enjeux Éthiques et Juridiques

Protection du patient : Le consentement éclairé vise à protéger le patient contre des interventions non souhaitées ou mal comprises.

Responsabilité médicale : En l'absence de consentement éclairé, les professionnels de santé peuvent être tenus pour responsables juridiquement.

5. Les Limites du Consentement Éclairé

Capacité de décision : Certains patients peuvent avoir des difficultés à comprendre ou à prendre des décisions (enfants, personnes avec des troubles cognitifs, etc.).

Pression sociale ou familiale : Le patient peut ressentir une pression extérieure influençant son choix.

6. La Place de la Famille et des Proches

Soutien émotionnel : Les proches peuvent jouer un rôle de soutien lors de la prise de décision.

Substitut de décision : Dans les situations où le patient ne peut pas donner son consentement, un proche peut être appelé à le faire en son nom.

7. Refus de Traitement et Autonomie

Respect du choix du patient : Même si cela va à l'encontre des recommandations médicales, le refus doit être respecté.

Information sur les conséquences : Il est primordial d'informer le patient des risques associés à son refus.

Le respect du consentement éclairé et de l'autonomie du patient est un pilier de la médecine actuelle. Il reflète une éthique professionnelle centrée sur la dignité, les droits et le bien-être de l'individu, tout en renforçant la qualité des soins et la relation patient-soignant.

Confidentialité et gestion des informations sensibles

Au cœur de la relation entre le professionnel de santé et le patient, la confidentialité est un pilier fondamental. Elle assure non seulement le respect des droits du patient, mais renforce également la confiance, élément essentiel pour une prise en charge optimale. Dans un monde de plus en plus numérisé, la gestion des informations sensibles devient également un enjeu majeur.

1. La Confidentialité : Définition et Portée
   - **Essence de la confidentialité** : La garantie que les informations personnelles et médicales d'un patient restent privées et ne sont pas divulguées sans son consentement.
   - **Obligations légales et éthiques** : De nombreux pays imposent des normes légales strictes en matière de confidentialité médicale.
2. Les Informations Sensibles : Quoi et Pourquoi ?
   - **Nature des données** : Détails personnels, antécédents médicaux, diagnostics, traitements, résultats d'examens...
   - **Importance de la protection** : Respect de la vie privée, prévention des discriminations, maintien de la confiance patient-soignant.
3. Communication et Partage d'Informations
   - **Avec d'autres professionnels de santé** : Dans le respect de la nécessité médicale et avec la garantie de la confidentialité.
   - **Avec la famille et les proches** : Selon les souhaits du patient et en respectant ses directives.
4. Risques et Menaces pour la Confidentialité
   - **Violations accidentelles** : Erreurs humaines, dossiers mal rangés, discussions imprudentes.

- **Menaces technologiques** : Cyberattaques, accès non autorisés, logiciels malveillants.

5. Mesures de Protection des Informations Sensibles

- **Protocoles de sécurité physiques** : Dossiers verrouillés, zones à accès restreint.
- **Sécurité numérique** : Cryptage, pare-feu, authentification à deux facteurs, formations régulières du personnel sur les bonnes pratiques.

6. Les Droits des Patients

- **Accès à leurs données** : Les patients ont le droit de consulter et, si nécessaire, de rectifier leurs informations médicales.
- **Droit à l'oubli** : Dans certaines juridictions, les patients peuvent demander la suppression de certaines données.

7. Enjeux Futurs de la Confidentialité

- **Intelligence artificielle et médecine** : Comment garantir la confidentialité avec l'usage croissant des algorithmes ?
- **Interopérabilité des systèmes de santé** : À mesure que les systèmes communiquent entre eux, comment s'assurer que la confidentialité n'est pas compromise ?

8. Sensibilisation et Formation

- **Rôle des établissements de santé** : Former le personnel aux risques et aux meilleures pratiques.
- **Responsabilité du patient** : Bien que la charge principale incombe aux professionnels, les patients doivent également être sensibilisés à l'importance de la confidentialité et à leurs droits.

Garantir la confidentialité et la gestion sécurisée des informations sensibles n'est pas seulement une obligation légale ou professionnelle. C'est avant tout un devoir moral envers chaque individu, garantissant que sa dignité, son intégrité et sa confiance sont respectées et protégées à chaque étape de sa prise en charge médicale.

Travail en équipe :
collaboration, communication et conflits

Dans le secteur médical, comme dans de nombreux autres domaines, le travail en équipe est incontournable. Un patient n'est pas simplement pris en charge par un professionnel de santé, mais par toute une équipe qui, avec ses spécificités et ses compétences variées, veille à offrir des soins optimaux. Cette dynamique d'équipe est enrichissante, mais peut également être source de défis. Examinons de plus près les tenants et aboutissants du travail en équipe.

1. L'Essence de la Collaboration
   - **La synergie des compétences** : La somme des compétences individuelles crée une expertise collective supérieure.
   - **Partage des responsabilités** : Une répartition équilibrée des tâches améliore l'efficacité et réduit la charge de travail.
2. La Communication, Clé de Voûte du Travail en Équipe
   - **Échanges clairs et réguliers** : Permettent une meilleure coordination et anticipation des besoins.
   - **Feedback constructif** : Favorise l'apprentissage mutuel et l'amélioration continue.
3. Les Différents Rôles au sein d'une Équipe Médicale
   - **Leadership** : Oriente l'équipe vers des objectifs clairs et motive les membres.
   - **Support et conseil** : Propose une expertise spécialisée et guide dans la prise de décision.
   - **Coordination** : Veille au bon fonctionnement logistique et organisationnel de l'équipe.
4. Gérer les Conflits : Un Enjeu Inévitable mais Gérable
   - **Reconnaître les signes précurseurs** : Tensions, mésententes, frustration peuvent signaler un conflit latent.

Techniques de résolution : Médiation, écoute active, recherche de compromis.

5. La Place de l'Empathie et de la Bienveillance

Comprendre les perspectives individuelles : Chaque membre a ses propres expériences et points de vue.

Valoriser la contribution de chacun : Reconnaître la valeur et l'importance de chaque rôle.

6. Les Défis du Travail en Équipe

Différences culturelles et générationnelles : La diversité peut enrichir, mais aussi compliquer la communication.

Équilibre entre autonomie et cohésion : Comment travailler ensemble tout en préservant l'indépendance de chaque professionnel?

7. Les Outils Modernes Facilitant la Collaboration

Technologies de communication : Visioconférences, logiciels de gestion de projet.

Formations et ateliers : Team building, techniques de communication, gestion des conflits.

8. Le Retour d'Expérience (REX)

Analyser les réussites et les échecs : Une réflexion collective pour s'améliorer.

Adopter une démarche proactive : Anticiper les problèmes plutôt que réagir.

Le travail en équipe en milieu médical est un ballet complexe d'interactions, de compétences et de personnalités. Quand il est bien orchestré, il peut conduire à une prise en charge patient exceptionnelle, à une satisfaction professionnelle et à des innovations. Pourtant, comme tout ballet, il nécessite coordination, communication et, parfois, quelques ajustements en cours de route. En fin de compte, la collaboration réussie est un art autant qu'une science.

Chapitre 7 :
TECHNIQUES DE DIAGNOSTIC EN RHUMATOLOGIE

L'anamnèse et l'examen physique

Avant toute intervention ou décision thérapeutique, une compréhension approfondie de l'état de santé d'un patient est indispensable. Cette compréhension repose en grande partie sur deux éléments fondamentaux : l'anamnèse et l'examen physique. Ensemble, ils forment les bases sur lesquelles le professionnel de santé établit son diagnostic et élabore un plan de soins.

1. L'Anamnèse : Le Récit du Patient
   - **L'importance de l'histoire médicale** : Le patient est la première source d'information. Son récit fournit un aperçu précieux de l'évolution de sa situation.
   - **Questions structurées** : Interroger sur les antécédents médicaux, les médicaments pris, les allergies, les habitudes de vie, les antécédents familiaux.
2. L'Écoute Active
   - **Un outil essentiel** : Être attentif aux mots du patient, mais aussi à ce qui n'est pas dit, aux émotions, aux hésitations.
   - **Encourager la communication** : Poser des questions ouvertes, reformuler pour confirmer la compréhension, rassurer sur la confidentialité.
3. L'Examen Physique : Observation et Palpation
   - **L'examen général** : Observation de l'état général, de la peau, des muqueuses, de la posture.
   - **L'examen spécifique** : Se concentrer sur l'organe ou le système concerné par les symptômes décrits (par exemple, examen articulaire en rhumatologie).

4. Les Outils de l'Examen

Stéthoscope : Écoute des bruits cardiaques, respiratoires, intestinaux.

Lampe torche et ophtalmoscope : Examen de la gorge, des oreilles, des yeux.

Tensiomètre : Mesure de la pression artérielle.

5. L'Importance du Toucher Médical

La palpation : Sentir les organes, déceler d'éventuelles masses, anomalies ou douleurs.

La percussion : Évaluer la taille, la position et la consistance des organes internes.

6. Documentation et Interprétation

Tenir un dossier médical précis : Noter les informations recueillies, les observations faites et les hypothèses diagnostiques.

Réflexion clinique : Mettre en relation l'anamnèse et les signes cliniques pour orienter le diagnostic.

7. Limites et Compléments d'Information

Imagerie médicale : Radiographie, échographie, IRM pour affiner l'évaluation.

Tests de laboratoire : Analyses sanguines, biopsies, pour confirmer ou infirmer un diagnostic.

8. L'Implication du Patient

Autonomisation : Encourager le patient à être acteur de sa santé, à poser des questions, à évoquer ses inquiétudes.

Éducation : Expliquer le processus de l'examen, les étapes à venir, le raisonnement clinique.

L'anamnèse et l'examen physique sont bien plus que de simples étapes protocolaires. Ils incarnent la rencontre entre le patient et le professionnel de santé, une alliance essentielle pour comprendre, diagnostiquer et, in fine, soigner. Dans cette démarche, chaque détail compte et chaque observation, chaque mot échangé, enrichit la réflexion clinique.

Imagerie médicale : radiographies, IRM et échographie

Le développement de l'imagerie médicale au cours des dernières décennies a révolutionné la pratique clinique, permettant aux professionnels de la santé d'explorer l'intérieur du corps humain avec une précision inégalée. Des simples radiographies aux images détaillées fournies par l'IRM et l'échographie, l'imagerie médicale offre une vision sans précédent de la structure et de la fonction des tissus et des organes.

1. Radiographie : L'Héritage de Röntgen

- **Principe et utilisation** : L'utilisation des rayons X pour visualiser les structures internes, en particulier les os.
- **Indications courantes** : Fractures, infections osseuses, contrôles articulaires.
- **Précautions et limites** : Exposition aux radiations, moins adaptée pour les tissus mous.

2. Imagerie par Résonance Magnétique (IRM)

- **Principe et utilisation** : Utilise le magnétisme et les ondes radio pour produire des images détaillées des structures internes.
- **Indications courantes** : Affections des tissus mous, maladies neurologiques, lésions articulaires, tumeurs.
- **Avantages** : Absence de radiations ionisantes, capacité à visualiser en coupes multiples.
- **Précautions et contre-indications** : Présence de métal dans le corps, claustrophobie, appareils électroniques implantés.

3. Échographie : Les Ondes Sonores au Service du Diagnostic

- **Principe et utilisation** : L'utilisation des ondes sonores à haute fréquence pour créer des images des organes et des tissus.

- **Indications courantes** : Suivi de grossesse, examen des articulations, des tendons, des vaisseaux.
- **Avantages** : Non invasive, sans radiation, capacité à visualiser les structures en mouvement (comme le flux sanguin).
- **Limites** : Moins détaillé que l'IRM, dépendant de la qualité du matériel et de l'opérateur.

4. Interprétation des Résultats et Collaboration
- **Le rôle de l'infirmier** : Accompagner et préparer le patient, comprendre les indications et les résultats pour un meilleur suivi.
- **Le radiologue** : Spécialiste de l'interprétation des images, il émet un compte-rendu détaillé.

5. Préparation du Patient et Sécurité
- **Consentement éclairé** : Expliquer la procédure, les bénéfices et les risques potentiels.
- **Précautions spécifiques** : Retirer les objets métalliques pour une IRM, jeûner avant certaines échographies.

6. L'Avenir de l'Imagerie Médicale
- **Innovations technologiques** : Machines plus précises, plus rapides, portables.
- **Imagerie fonctionnelle** : Pas seulement voir les structures, mais aussi leur fonctionnement en temps réel.
- **Intelligence artificielle** : Aide à l'interprétation et détection précoce des pathologies.

L'imagerie médicale, par sa capacité à révéler les mystères cachés du corps humain, occupe une place centrale dans le diagnostic, le suivi et la recherche médicale. Alors que la technologie continue d'évoluer, elle offre des opportunités passionnantes pour améliorer encore la qualité et l'efficacité des soins aux patients.

Analyses de laboratoire pertinentes

Le diagnostic et le suivi des affections rhumatologiques reposent souvent sur une combinaison d'examens cliniques, d'imagerie médicale et d'analyses de laboratoire. Ces analyses, effectuées sur des échantillons de sang, d'urine ou d'autres liquides corporels, apportent des informations précieuses sur l'état inflammatoire, immunologique et métabolique du patient.

1. Tests de l'inflammation
   - **Vitesse de sédimentation (VS)** : Mesure l'inflammation non spécifique. Peut être élevée dans diverses maladies rhumatologiques.
   - **Protéine C-réactive (CRP)** : Un autre indicateur d'inflammation. Elle peut s'élever rapidement en réponse à une inflammation aiguë.
2. Profil Rhumatologique
   - **Facteur rhumatoïde (FR)** : Présent chez de nombreux patients atteints de polyarthrite rhumatoïde.
   - **Anticorps anti-CCP (anti-citrullinés)** : Plus spécifique de la polyarthrite rhumatoïde que le FR.
3. Tests Immunologiques
   - **ANA (anticorps antinucléaires)** : Associés à plusieurs maladies auto-immunes, notamment le lupus érythémateux disséminé.
   - **Anticorps anti-ADN double brin** : Spécifique du lupus, souvent associé à une maladie active.
4. Tests Métaboliques
   - **Acide urique** : Augmenté dans la goutte; utilisé pour le diagnostic et le suivi.
   - **Calcium et phosphore** : Pertinents pour les maladies osseuses comme l'ostéoporose.
   - **Enzymes musculaires** : Comme la CPK, élevées dans les myosites et autres maladies musculaires.

5. Tests de Coagulation

Temps de prothrombine (TP) et Temps de céphaline activée (TCA) : Utilisés chez les patients sous traitements anticoagulants ou présentant des symptômes évocateurs de troubles de la coagulation.

6. Analyse d'Urine

Protéinurie et hématurie : Peuvent indiquer une néphrite, fréquente dans le lupus.

Cristaux : Présence de cristaux d'urate ou de pyrophosphate de calcium peut confirmer respectivement une crise de goutte ou de chondrocalcinose.

7. Ponction Articulaire

Analyse du liquide synovial : Peut montrer une inflammation, des cristaux, ou des infections.

8. L'Interprétation des Résultats

Valeurs normales vs anormales : Connaître les références pour évaluer les résultats.

Tableau clinique global : Intégrer les résultats de laboratoire avec l'examen clinique et l'imagerie pour une approche holistique.

9. Implications pour l'Infirmier en Rhumatologie

Préparation du patient : Veiller à ce que le patient soit bien informé et préparé pour les prélèvements.

Suivi des résultats : Aider le patient à comprendre les implications des résultats pour son traitement et sa maladie.

10. L'Avenir des Analyses de Laboratoire

Biomarqueurs : Développement de tests plus spécifiques pour prédire l'évolution de la maladie ou la réponse au traitement.

Tests génétiques : Pour comprendre la prédisposition à certaines maladies et orienter les thérapies.

Les analyses de laboratoire sont des outils essentiels pour les professionnels de santé en rhumatologie. Elles permettent de confirmer des hypothèses diagnostiques, d'évaluer l'activité de la maladie et de surveiller l'efficacité et la sécurité des traitements.

Chapitre 8 :
THÉRAPIES COMPLÉMENTAIRES ET ALTERNATIVES

Physiothérapie et kinésithérapie

La physiothérapie et la kinésithérapie jouent un rôle crucial dans le traitement des affections rhumatologiques. Alors que la physiothérapie englobe un éventail de techniques visant à améliorer la mobilité, la force et le fonctionnement général, la kinésithérapie, en tant que sous-domaine, se concentre souvent sur le mouvement et la rééducation.

1. Fondamentaux de la Physiothérapie et de la Kinésithérapie
- **Objectifs principaux** : Soulager la douleur, améliorer la mobilité et la fonction, éduquer le patient sur l'autogestion.
- **Évaluation initiale** : Analyse du mouvement, de la force, de la coordination et de l'équilibre.

2. Techniques Manuelles
- **Mobilisation articulaire** : Mouvements doux pour améliorer la mobilité.
- **Manipulation** : Mouvements plus dynamiques pour réaligner les structures.
- **Massage** : Soulagement des tensions musculaires et amélioration de la circulation.

3. Thérapies Physiques
- **Chaleur et froid** : Application de compresses chaudes ou froides pour soulager la douleur et l'inflammation.
- **Électrothérapie** : Utilisation de courants électriques pour stimuler les muscles et réduire la douleur.
- **Ultrasonothérapie** : Utilisation d'ondes sonores pour traiter les tissus profonds.

4. Exercices Thérapeutiques
- **Renforcement** : Exercices ciblés pour améliorer la force musculaire.
- **Étirement** : Pour améliorer la flexibilité et réduire les contractures.
- **Endurance et conditionnement** : Augmenter la capacité fonctionnelle.

5. Éducation Posturale
- **Conseils pour le maintien d'une bonne posture** : Aider à réduire les contraintes sur les articulations.
- **Techniques pour les activités quotidiennes** : Enseigner des méthodes pour soulever, s'asseoir, se coucher, etc.

6. Hydrothérapie
- **Bienfaits de l'eau** : La flottabilité réduit la pression articulaire; la résistance aide au renforcement.
- **Exercices en piscine** : Séances guidées pour améliorer la mobilité et la force.

7. Programme de Rééducation Individuel
- **Planification** : Établir des objectifs à court et à long terme.
- **Suivi** : Ajuster le programme en fonction de la progression du patient.

8. Collaboration avec l'Équipe Médicale
- **Communication avec le rhumatologue** : Assurer une prise en charge cohérente.
- **Coordination avec d'autres thérapeutes** : Par exemple, les ergothérapeutes ou les orthophonistes.

9. L'Importance de l'Autogestion
- **Éducation du patient** : Encourager l'autonomie, fournir des ressources et des outils.
- **Stratégies d'adaptation** : Gérer la douleur, le stress et la fatigue.

10. Évolutions Futures
- **Télérééducation** : Séances à distance grâce à la technologie.

Nouvelles modalités thérapeutiques : Techniques innovantes basées sur la recherche.

Les approches de la physiothérapie et de la kinésithérapie sont fondamentales pour aider les patients rhumatologiques à retrouver et maintenir une qualité de vie optimale. Ces disciplines offrent des outils et des techniques qui complètent les traitements médicamenteux et contribuent à une prise en charge globale du patient.

Approches naturelles : acupuncture, ostéopathie, et autres

Dans le monde contemporain, de nombreux patients se tournent vers des thérapies complémentaires et alternatives pour compléter ou, dans certains cas, remplacer les traitements conventionnels. Ces approches, bien que non conventionnelles, peuvent offrir un soulagement significatif pour de nombreuses affections rhumatologiques, lorsqu'elles sont utilisées de manière appropriée.

1. Acupuncture
   Fondements historiques : Origines dans la médecine traditionnelle chinoise, basée sur les méridiens énergétiques.
   Principe d'action : Insertion d'aiguilles fines pour rééquilibrer le "Qi" ou énergie vitale.
   Bénéfices en rhumatologie : Soulagement de la douleur, amélioration de la mobilité, réduction de l'inflammation.
2. Ostéopathie
   Philosophie de l'ostéopathie : Traiter le corps dans sa globalité, en mettant l'accent sur la relation entre la structure et la fonction.

Techniques manuelles : Manipulations douces des muscles, des articulations et des fascias.

Applications en rhumatologie : Soulager les tensions, améliorer la circulation, favoriser l'homéostasie.

3. Chiropraxie

Accent sur la colonne vertébrale : Correction des subluxations pour restaurer la fonction nerveuse.

Ajustements chiropratiques : Techniques spécifiques de manipulation vertébrale.

Utilité en rhumatologie : Traiter les douleurs de la colonne, améliorer la posture, renforcer le système musculosquelettique.

4. Plantes Médicinales et Suppléments

Harpagophytum (griffe du diable) : Anti-inflammatoire naturel.

Curcuma : Antioxydant et anti-inflammatoire.

Glucosamine et chondroïtine : Pour la santé des articulations.

5. Aromathérapie

Huiles essentielles : Lavande, romarin, eucalyptus pour la relaxation et le soulagement de la douleur.

Mode d'application : Massage, bains, inhalation.

6. Techniques de Relaxation

Yoga et Tai Chi : Postures et mouvements doux pour améliorer la flexibilité et réduire le stress.

Méditation et pleine conscience : Techniques mentales pour gérer la douleur et le stress.

7. Diète et Nutrition

Régime anti-inflammatoire : Riche en oméga-3, antioxydants, légumes frais.

Éviction d'aliments pro-inflammatoires : Aliments transformés, sucres ajoutés.

8. Hydrothérapie et Cures Thermales

Bains chauds et froids : Pour stimuler la circulation et détendre les muscles.

Thérapies par la boue : Apaise les articulations douloureuses.

9. Réflexologie

Massage des points réflexes : Principalement sur les pieds, pour stimuler les organes correspondants.

Soulagement en rhumatologie : Réduction de la tension, amélioration de la circulation.

10. La Place des Thérapies Naturelles dans la Prise en Charge

Complément aux traitements conventionnels : Non comme substituts, mais comme compléments bénéfiques.

Consultation et coordination : Toujours discuter avec le rhumatologue avant d'intégrer une nouvelle thérapie.

Il est essentiel de souligner que si ces approches naturelles peuvent offrir un soulagement, elles doivent être utilisées en connaissance de cause. La communication ouverte entre le patient, le rhumatologue et le praticien de thérapie alternative est primordiale pour assurer une prise en charge sécuritaire et efficace.

L'importance du travail interdisciplinaire

La prise en charge des patients atteints d'affections rhumatologiques est souvent complexe et nécessite une approche globale. Le travail interdisciplinaire, qui implique la collaboration entre différents professionnels de santé, est essentiel pour offrir des soins complets et cohérents. Dans ce cadre, chaque professionnel apporte sa propre expertise, créant ainsi une stratégie de soins plus complète pour le patient.

1. Une Vision Holistique du Patient

- **Compréhension globale** : Considérer tous les aspects de la santé du patient, pas seulement les symptômes rhumatologiques.
- **Réponses complètes** : Adapter les soins en fonction des besoins physiques, mentaux et sociaux du patient.

2. La Richesse des Expertises Diverses

- **Rhumatologues** : Diagnostic, traitement médicamenteux, suivi clinique.
- **Infirmiers** : Soins directs, éducation du patient, suivi des traitements.
- **Physiothérapeutes et Kinésithérapeutes** : Rééducation, mobilité, renforcement musculaire.
- **Ergothérapeutes** : Adaptation du domicile, conseils pratiques pour les activités quotidiennes.
- **Psychologues** : Soutien émotionnel, gestion du stress, adaptation à la maladie.

3. Communication Efficace

- **Échanges réguliers** : Partage des informations et des mises à jour sur l'état du patient.
- **Réunions de coordination** : Planification des soins, ajustement des interventions en fonction de la progression du patient.

4. Prise de Décision Collaborative

- **Discussion des options de traitement** : Choisir la meilleure approche en se basant sur l'expérience combinée de l'équipe.
- **Participation active du patient** : Le patient est un membre à part entière de l'équipe, ses opinions et préférences sont essentielles.

5. Éducation et Formation Continue

- **Ateliers interprofessionnels** : Formation croisée pour comprendre le rôle et les compétences de chaque professionnel.

Évolution des connaissances : Restez à jour sur les dernières recherches et techniques dans tous les domaines pertinents.

6. Avantages Tangibles pour le Patient

Soins personnalisés : Des interventions sur mesure adaptées aux besoins spécifiques de chaque patient.

Meilleurs résultats cliniques : Récupération plus rapide, amélioration de la qualité de vie, réduction des rechutes.

Satisfaction accrue : Les patients se sentent écoutés, compris et soutenus par une équipe unie.

7. Défis du Travail Interdisciplinaire

Coordination logistique : Organiser des réunions et des communications entre plusieurs professionnels.

Gestion des conflits : Naviguer dans les divergences d'opinions ou d'approches.

8. Vision d'Avenir

Technologies de la communication : Utilisation de plateformes numériques pour faciliter les échanges.

Centres spécialisés : Établissements dédiés à la prise en charge intégrée des affections rhumatologiques.

Le travail interdisciplinaire en rhumatologie est plus qu'une tendance; c'est une nécessité. Face à la complexité des affections rhumatologiques et à l'importance d'une prise en charge holistique, la collaboration entre divers experts offre le meilleur chemin vers une guérison et une qualité de vie optimales pour le patient.

Chapitre 9 :
LA PSYCHOLOGIE DU PATIENT RHUMATOLOGIQUE

Comprendre l'impact émotionnel des maladies rhumatismales

Les maladies rhumatismales, bien que principalement perçues comme des affections physiques, ont un impact profond sur le bien-être émotionnel et mental des patients. Les douleurs chroniques, les limitations physiques et les incertitudes liées à l'évolution de la maladie peuvent provoquer toute une gamme d'émotions et de défis psychologiques.

1. La Douleur Chronique et l'Émotion
   - **Liaison directe** : Comment la douleur physique continue peut influencer l'humeur, le stress et le sentiment général de bien-être.
   - **La fatigue associée** : La lassitude et l'épuisement qui accompagnent souvent la douleur peuvent amplifier les effets émotionnels.
2. Le Deuil de l'Ancien Soi
   - **Perte d'identité** : La confrontation à une nouvelle réalité où les capacités physiques peuvent être réduites.
   - **Nostalgie des jours sans douleur** : Se souvenir de moments où la maladie n'entravait pas la vie quotidienne.
3. L'Anxiété et la Dépression
   - **Incertitudes face à l'avenir** : Se demander comment la maladie évoluera ou affectera la qualité de vie à long terme.

Isolement social : Se retirer des activités aimées ou des interactions sociales à cause des limitations ou de la douleur.

4. L'Estime de Soi

Image corporelle : Comment les changements physiques, comme l'enflure ou les déformations articulaires, peuvent influencer la perception de soi.

Sentiments d'infériorité : Se sentir moins capable ou moins valable en raison des défis posés par la maladie.

5. Les Défis de la Communication

Exprimer la douleur : La difficulté à faire comprendre aux autres la réalité de la douleur invisible.

Recherche de soutien : Le besoin de parler de ses sentiments et d'être entendu.

6. La Gestion du Stress

Facteur aggravant : Comment le stress peut exacerber les symptômes rhumatologiques.

Recherche d'équilibre : L'importance de trouver des méthodes pour gérer et réduire le stress.

7. Résilience et Adaptation

Apprendre à vivre avec : Découvrir de nouvelles façons d'aborder la vie et ses défis avec une maladie chronique.

Trouver de nouvelles passions : Se redéfinir et trouver du plaisir dans de nouvelles activités adaptées.

8. Importance de la Soutenance Psychologique

Thérapie individuelle : Travailler avec un professionnel pour naviguer dans les émotions et les défis.

Groupes de soutien : Échanger avec d'autres qui vivent des expériences similaires peut offrir compréhension et camaraderie.

9. Les Effets sur les Proches
  - **Partenaires et famille** : Reconnaître l'impact de la maladie sur ceux qui entourent le patient, tant émotionnellement que logistiquement.
10. Cultiver l'Espoir
  - **Célébrer les petites victoires** : Prendre le temps de reconnaître et d'apprécier les bons jours ou les progrès réalisés.
  - **Regarder vers l'avenir** : Même face à l'incertitude, garder une attitude positive et espérer de meilleurs jours.

Comprendre et reconnaître l'impact émotionnel des maladies rhumatismales est aussi crucial que de traiter leurs manifestations physiques. Une prise en charge holistique, qui englobe à la fois le corps et l'esprit, est essentielle pour offrir aux patients la meilleure qualité de vie possible.

Techniques d'écoute et de soutien émotionnel

L'écoute active et le soutien émotionnel sont des compétences essentielles pour tout professionnel de la santé. Pour les infirmiers en rhumatologie, ils revêtent une importance particulière en raison des défis complexes auxquels sont confrontés les patients atteints de maladies rhumatismales. Voici une exploration détaillée des techniques pour offrir une oreille attentive et un soutien empathique.

1. L'Écoute Active
  - **Concentration totale** : Donnez toute votre attention à la personne qui parle, sans être distrait.
  - **Éviter d'interrompre** : Laissez le patient exprimer pleinement ses pensées avant de répondre.

Reformulation : Rephrasez ce que le patient a dit pour montrer que vous avez compris et pour clarifier son message.

2. Le Langage Non Verbal

Contact visuel : Montrez que vous êtes engagé et attentif.

Posture ouverte : Face au patient, gardez une posture détendue et non défensive.

Mimiques faciales : Utilisez des expressions faciales appropriées pour montrer l'empathie.

3. Validation Émotionnelle

Reconnaissance : Nommez et reconnaissez les émotions du patient, comme "Cela semble vraiment frustrant pour vous".

Évitez de minimiser : Ne dites pas des choses comme "Ne vous inquiétez pas" ou "Tout ira bien".

4. Questions Ouvertes

Encourager l'expression : Posez des questions qui ne peuvent pas être répondues par un simple "oui" ou "non".

Exploration : "Pouvez-vous m'en dire plus sur..." ou "Comment vous sentez-vous à ce sujet ?"

5. Offrir du Réconfort

Empathie : "Je suis vraiment désolé que vous ressentiez cela."

Toucher approprié : Une simple tape sur l'épaule ou une main tendue peut être réconfortante, avec le consentement du patient.

6. Gérer les Silences

Accepter le silence : Parfois, les patients ont besoin de temps pour formuler leurs pensées ou pour gérer leurs émotions.

Ne pas précipiter : Donnez au patient l'espace nécessaire pour parler à son rythme.

7. Éviter les Jugements

Attitude neutre : Abordez chaque situation sans préjugés ni opinions préconçues.

Réponse objective : Répondez aux préoccupations sans imposer vos propres croyances.

8. Fournir des Ressources

Orientation : S'il est nécessaire, guidez le patient vers des professionnels ou des groupes de soutien spécialisés.

Information : Fournissez des brochures ou des matériaux éducatifs pertinents.

9. Prendre Soin de Soi

Éviter le burnout : Reconnaître les signes d'épuisement émotionnel et chercher un soutien lorsque nécessaire.

Décompression : Prenez des pauses régulières et pratiquez la méditation ou d'autres techniques de relaxation.

10. Formation Continue

Ateliers et formations : Investissez du temps dans des formations sur la communication empathique, l'écoute active et le soutien émotionnel.

Retour d'information : Demandez régulièrement des retours à vos collègues ou mentors pour améliorer vos compétences.

En comprenant et en appliquant ces techniques, les infirmiers peuvent fournir un soutien précieux à leurs patients, aidant à alléger le fardeau émotionnel des maladies rhumatismales. Cela renforce la confiance et la relation entre le patient et le professionnel, ce qui est essentiel pour une prise en charge globale et efficace.

Gestion de la dépression et de l'anxiété associées aux maladies chroniques

La coexistence de troubles de l'humeur tels que la dépression et l'anxiété avec des maladies chroniques, comme celles rencontrées en rhumatologie, est fréquente.

Ces affections peuvent s'alimenter mutuellement, créant un cycle où la maladie exacerbe les symptômes psychologiques et vice versa. Heureusement, des approches intégrées peuvent aider à gérer à la fois la condition physique et les troubles de l'humeur associés.

1. Reconnaître les Signes

Symptômes de la dépression : Tristesse persistante, perte d'intérêt, fatigue, sentiment de désespoir.

Symptômes de l'anxiété : Tension excessive, inquiétude, irritabilité, troubles du sommeil.

2. Comprendre la Liaison

Effets physiologiques : Comment la douleur chronique et l'inflammation peuvent influencer la chimie du cerveau.

Impacts psychosociaux : Limitations d'activité, isolement social, perte d'identité liée à la maladie.

3. Approche Médicale

Médicaments antidépresseurs et anxiolytiques : Leur rôle dans le traitement des symptômes.

Surveillance des effets secondaires : Interactions possibles avec les médicaments rhumatologiques, ajustements de la dose.

4. Psychothérapie

Thérapie cognitivo-comportementale (TCC) : Travailler sur les schémas de pensée et les comportements.

Thérapie centrée sur la solution : Se concentrer sur des moyens pratiques de gérer les défis quotidiens.

5. Techniques de Relaxation

Méditation et pleine conscience : Cultiver la présence et la conscience dans le moment présent.

Respiration profonde et visualisation : Outils pour réduire le stress et l'anxiété.

6. Soutien Social

Groupes de soutien : Partager des expériences avec d'autres personnes vivant des défis similaires.

Se connecter avec la famille et les amis : Communiquer ouvertement sur ses ressentis et ses besoins.

7. Activité Physique Adaptée

Exercices doux : Yoga, tai-chi, et marche peuvent améliorer l'humeur et réduire la douleur.

Renforcement musculaire : Des exercices modérés pour améliorer la force et la mobilité.

8. Stratégies de Coping

Journalisation : Écrire ses pensées et ses émotions peut offrir un exutoire.

Art-thérapie : Utiliser la peinture, le dessin ou la sculpture comme moyen d'expression.

9. Éducation du Patient

Information sur la maladie : Comprendre sa maladie peut réduire l'anxiété et donner un sentiment de contrôle.

Ateliers et formations : Apprendre des techniques de gestion de la douleur et du stress.

10. Collaboration Interdisciplinaire

Équipe médicale : Les rhumatologues, les infirmiers, les psychiatres et les thérapeutes travaillant de concert.

Élaboration d'un plan de soins intégré : Assurer une prise en charge holistique du patient.

La gestion de la dépression et de l'anxiété associées aux maladies chroniques nécessite une approche globale. En mettant l'accent sur la prise en charge médicale, le soutien psychologique, les interventions comportementales et l'éducation, les professionnels de santé peuvent aider les patients à naviguer dans les défis complexes de la coexistence de conditions physiques et mentales.

CHAPITRE 10 :
INTERVENTIONS CHIRURGICALES
EN RHUMATOLOGIE

Quand la chirurgie est-elle nécessaire ?

En rhumatologie, la chirurgie n'est généralement envisagée qu'après avoir épuisé les options de traitement conservateur, ou lorsque ces options ne peuvent plus fournir un soulagement adéquat. Toutefois, la décision d'opérer est complexe et doit être prise en considération avec la nature spécifique de la pathologie, le degré de détérioration et le niveau de douleur ou d'incapacité du patient. Examinons les situations où la chirurgie peut être recommandée.

1. Arthrose Avancée
   - **Détérioration du cartilage** : Quand le cartilage entre les articulations est gravement usé ou disparu.
   - **Arthroplastie totale** : Remplacement de l'articulation, comme une prothèse totale de hanche ou de genou.
2. Déformations Articulaires
   - **Résultant de la polyarthrite rhumatoïde** : Déformations progressives qui limitent la fonction articulaire.
   - **Synovectomie** : Retrait du tissu synovial enflammé pour réduire la douleur et ralentir la progression de la déformation.
3. Lésions des Tendons ou Ligaments
   - **Ruptures sévères** : Les tendons ou ligaments cassés peuvent nécessiter une réparation chirurgicale.
   - **Reconstruction** : Utilisation de greffes pour remplacer les ligaments déchirés, comme c'est courant dans les ruptures du LCA (ligament croisé antérieur).

4. Hernie Discale
- **Compression nerveuse** : Provoquant des douleurs sévères, une faiblesse ou une perte de sensation.
- **Discectomie** : Enlever le disque hernié pour libérer la compression sur les nerfs.

5. Sténose Vertébrale
- **Canal vertébral étroit** : Causant une compression sur la moelle épinière.
- **Laminectomie** : Retrait d'une partie de la vertèbre pour élargir le canal spinal.

6. Tumeurs ou Croissances
- **Tumeurs bénignes ou malignes** : Nécessitant une élimination pour prévenir la propagation ou soulager la douleur.
- **Biopsies** : Prélèvement d'un échantillon de tissu pour diagnostic.

7. Infections Articulaires
- **Arthrite septique** : Infection de l'articulation nécessitant une intervention pour drainer le pus et administrer des antibiotiques.

8. Ostéotomies
- **Réalignement osseux** : Pour redistribuer le poids ou améliorer la fonction articulaire.

9. Consolidation osseuse retardée ou non consolidée
- **Fractures** : Qui ne guérissent pas correctement avec le traitement conservateur et nécessitent une intervention pour stabiliser l'os.

10. Problèmes de Fusion Vertébrale
- **Spondylolisthésis** : Où une vertèbre glisse sur une autre.
- **Arthrodèse** : Fusion de vertèbres pour stabiliser la colonne vertébrale.

La décision d'opter pour une chirurgie doit toujours être prise en consultation avec un rhumatologue, un chirurgien orthopédique ou un neurochirurgien, en fonction de la pathologie spécifique. Les avantages et risques de la chirurgie, le potentiel de récupération, ainsi que les alternatives possibles, doivent être soigneusement pesés. La chirurgie peut offrir un soulagement significatif et améliorer la qualité de vie, mais elle doit être considérée comme une partie intégrante d'un plan de traitement global.

Types de chirurgies et indications

En rhumatologie, la chirurgie est souvent envisagée pour traiter les problèmes articulaires et musculo-squelettiques qui ne répondent pas aux traitements médicaux conventionnels. Voici une liste non exhaustive des types de chirurgies couramment pratiquées en rhumatologie, avec leurs indications principales :

1. Arthroplastie
   Description : Remplacement d'une articulation endommagée par une prothèse.
   Indications : Arthrose avancée, dégénérescence articulaire sévère, certaines formes de polyarthrite rhumatoïde.
2. Synovectomie
   Description : Ablation chirurgicale du tissu synovial enflammé.
   Indications : Polyarthrite rhumatoïde avec inflammation synoviale chronique résistant au traitement médical.
3. Arthroscopie
   Description : Utilisation d'un tube mince avec une caméra pour examiner ou opérer l'intérieur d'une articulation.
   Indications : Diagnostic de lésions intra-articulaires, réparation de ligaments, retrait de fragments osseux ou cartilagineux.

4. Laminectomie

Description : Ablation d'une partie de la vertèbre pour soulager la compression nerveuse.

Indications : Sténose spinale, hernies discales importantes.

5. Arthrodèse (Fusion)

Description : Fusion de deux os ou plus pour stabiliser ou aligner une articulation.

Indications : Instabilité articulaire, douleur chronique, déformations articulaires.

6. Discectomie

Description : Ablation d'un disque intervertébral hernié pour soulager la compression nerveuse.

Indications : Hernie discale symptomatique.

7. Ostéotomie

Description : Coupure et remodelage chirurgical d'un os pour améliorer son alignement.

Indications : Déformation osseuse, arthrose dans une section de l'articulation.

8. Réparation du Tendon ou Ligament

Description : Réparation chirurgicale d'un tendon ou ligament déchiré.

Indications : Ruptures complètes ou partielles, dégénérescence tendineuse.

9. Arthrotomie

Description : Ouverture chirurgicale d'une articulation pour un diagnostic ou un traitement.

Indications : Retrait de masses, biopsies, exploration de l'articulation.

10. Chirurgie pour Arthrite Septique

Description : Ouverture et drainage d'une articulation infectée.

Indications : Infection articulaire aiguë ou arthrite septique.

11. Résection Osseuse

Description : Ablation d'une partie de l'os.

Indications : Tumeurs osseuses, ostéomyélite chronique, déformations osseuses.

12. Greffes Osseuses

Description : Transplantation de tissu osseux pour remplacer un os manquant ou endommagé.

Indications : Fractures non consolidées, défauts osseux importants.

Chacun de ces types de chirurgies a ses propres avantages, risques et considérations postopératoires. Il est donc essentiel que les patients soient informés et discutent de leurs options avec un chirurgien orthopédique spécialisé avant de prendre une décision.

Rôle de l'infirmier avant, pendant et après la chirurgie

Le rôle de l'infirmier dans le processus chirurgical est vital. Sa participation assure non seulement le bien-être et la sécurité du patient, mais aussi une communication efficace entre l'équipe médicale, le patient et sa famille.

1. Avant la Chirurgie (Préopératoire)

Évaluation initiale : Recueillir les antécédents médicaux, les allergies, les médicaments en cours et tout autre renseignement pertinent.

Éducation du patient : Informer le patient sur la procédure, les risques, les bénéfices et le processus de récupération.

Préparation physique : Vérifier les signes vitaux, préparer le site chirurgical, et administrer des médicaments préopératoires si nécessaire.

Préparation émotionnelle : Rassurer le patient, répondre à ses questions et inquiétudes.

- **Coordination** : Assurer que tous les tests nécessaires ont été effectués, que les consentements sont signés et que l'équipe chirurgicale dispose de toutes les informations nécessaires.

2. Pendant la Chirurgie (Peropératoire)

- **Assistance** : Assister le chirurgien et l'équipe chirurgicale pendant l'intervention.
- **Surveillance** : Monitorer les signes vitaux du patient, administrer des médicaments et des fluides selon les directives.
- **Communication** : Agir comme liaison entre la salle d'opération et la famille du patient, si nécessaire.
- **Gestion des instruments** : S'assurer de la propreté, de la stérilité et de la disponibilité des instruments chirurgicaux.

3. Après la Chirurgie (Postopératoire)

- **Surveillance initiale** : Monitorer étroitement les signes vitaux, surveiller la douleur, les saignements, ou d'autres complications.
- **Soins des plaies** : Nettoyer, vérifier et panser la plaie chirurgicale, s'assurer qu'il n'y a pas d'infection.
- **Gestion de la douleur** : Administrer des analgésiques selon les prescriptions et évaluer régulièrement le niveau de douleur du patient.
- **Éducation postopératoire** : Informer le patient sur les soins à domicile, les signes de complications à surveiller et les médicaments postopératoires.
- **Réhabilitation** : Assister le patient dans les exercices de physiothérapie ou les mouvements pour favoriser la guérison.
- **Préparation à la sortie** : Organiser la sortie du patient, s'assurer que toutes les directives postopératoires sont claires et que le patient a accès à un suivi médical approprié.
- **Soutien émotionnel** : Offrir un soutien psychologique, écouter les inquiétudes et les questions du patient et de sa famille.

Le rôle de l'infirmier en chirurgie rhumatologique est multidimensionnel et essentiel à chaque étape du processus chirurgical. Avec une expertise clinique et une approche centrée sur le patient, l'infirmier contribue grandement à la sécurité, à la guérison et à la satisfaction générale du patient.

Chapitre 11 :
LE RÔLE DE LA NUTRITION
ET DU STYLE DE VIE

Alimentation anti-inflammatoire

L'inflammation est une réaction naturelle du corps face aux agressions, comme les infections ou les blessures. Cependant, une inflammation chronique peut contribuer à l'apparition de nombreuses maladies, dont certaines maladies rhumatismales. Une alimentation anti-inflammatoire vise à réduire l'inflammation chronique et à soutenir la santé globale.

1. Fondements de l'Alimentation Anti-Inflammatoire
   - **Nature holistique** : Il s'agit moins de se concentrer sur des aliments individuels que d'adopter une approche globale de l'alimentation.
   - **Équilibre** : Privilégier une alimentation équilibrée riche en nutriments essentiels.
   - **Variété** : Choisir une variété d'aliments pour obtenir une gamme complète de vitamines, de minéraux et d'antioxydants.
2. Aliments à Favoriser
   - **Poissons gras** : Comme le saumon, le maquereau, la sardine, riches en oméga-3.
   - **Fruits et légumes colorés** : Ils sont pleins d'antioxydants. Par exemple, les baies, les épinards, les brocolis.
   - **Noix et graines** : Amandes, noix, graines de lin et de chia sont de bonnes sources d'oméga-3 et de fibres.
   - **Huiles saines** : Comme l'huile d'olive, qui possède des propriétés anti-inflammatoires.
   - **Céréales complètes** : Comme le quinoa, l'avoine, le riz brun.

- **Légumineuses** : Lentilles, pois chiches, haricots sont riches en fibres et en protéines.
- **Épices et herbes** : Le curcuma, le gingembre, l'ail et la cannelle ont des propriétés anti-inflammatoires.

3. Aliments à Limiter ou Éviter

- **Sucres ajoutés** : On les trouve dans les sodas, les bonbons, les gâteaux.
- **Viandes transformées** : Comme les saucisses et le bacon.
- **Huiles hydrogénées** : Présentes dans les produits industriels, elles contiennent des acides gras trans.
- **Aliments frits** : La friture augmente l'inflammation.
- **Gluten et produits laitiers** : Pour certaines personnes, ces aliments peuvent exacerber l'inflammation.

4. Hydratation

- L'eau est essentielle pour le bon fonctionnement de l'organisme. Il est recommandé de boire au moins 2 litres d'eau par jour, selon les besoins individuels.

5. Alcool

- À consommer avec modération. L'abus d'alcool peut augmenter l'inflammation.

6. Considérations Générales

- **Consultation** : Avant de commencer un régime alimentaire spécifique, il est toujours conseillé de consulter un nutritionniste ou un professionnel de santé.
- **Écoute de son corps** : Chaque individu est unique. Il est important d'observer comment le corps réagit à certains aliments et d'ajuster son régime en conséquence.
- **Approche globale** : Une alimentation anti-inflammatoire doit être complétée par d'autres habitudes saines, comme l'exercice régulier et la gestion du stress.

En intégrant ces principes et en privilégiant des choix alimentaires sains, il est possible de soutenir le corps dans sa lutte contre l'inflammation et d'améliorer sa santé générale.

Importance de l'exercice physique adapté

Le rôle de l'exercice dans la gestion des maladies rhumatismales est crucial. Bien que l'idée de l'exercice puisse sembler contre-intuitive, surtout lorsqu'on est aux prises avec la douleur et la raideur, l'activité physique adaptée offre de nombreux avantages, tant physiques que psychologiques.

1. Amélioration de la Fonction Musculo-squelettique
   - **Renforcement musculaire** : Un muscle fort soutient mieux les articulations, réduisant ainsi la charge sur elles.
   - **Flexibilité** : L'étirement régulier améliore la flexibilité, réduisant la raideur articulaire et augmentant l'amplitude des mouvements.
   - **Stabilité** : Les exercices d'équilibre peuvent aider à prévenir les chutes, surtout chez les personnes atteintes d'ostéoporose.
2. Gestion de la Douleur
   - **Libération d'endorphines** : L'exercice stimule la production d'endorphines, des analgésiques naturels du corps.
   - **Diminution de l'inflammation** : Une activité physique régulière peut réduire l'inflammation à long terme.
3. Avantages Cardiovasculaires
   - De nombreuses affections rhumatologiques sont associées à un risque accru de maladies cardiovasculaires. L'exercice aide à gérer ce risque en

améliorant la circulation, en réduisant la tension artérielle et en améliorant le profil lipidique.

4. Gestion du Poids

L'excès de poids exerce une pression supplémentaire sur les articulations, en particulier celles des hanches et des genoux. L'exercice aide à la gestion du poids, réduisant ainsi la charge sur les articulations.

5. Santé Mentale et Bien-être

Réduction de la dépression et de l'anxiété : L'activité physique est connue pour réduire les symptômes dépressifs et anxieux.

Amélioration du sommeil : L'exercice régulier peut améliorer la qualité du sommeil, crucial pour la régénération et la récupération du corps.

6. Promotion de l'Indépendance Fonctionnelle

Une meilleure force, équilibre et mobilité peuvent aider une personne à maintenir son indépendance, facilitant les activités quotidiennes.

7. Considérations pour un Exercice Adapté

Évaluation initiale : Avant de commencer un programme d'exercices, il est essentiel de consulter un physiothérapeute ou un professionnel de la santé.

Individualisation : Chaque personne est unique, et son programme d'exercice doit être adapté à ses besoins, capacités et limites.

Intégration de divers types d'exercices : Combinaison d'aérobic, de renforcement, d'équilibre et d'étirement.

Écoute du corps : Il est crucial de reconnaître les signaux du corps et de distinguer la douleur bénéfique de l'exercice de celle indiquant une possible lésion.

L'exercice adapté est une composante essentielle de la gestion des maladies rhumatismales. Non seulement il offre des avantages physiques, mais il joue également un rôle crucial dans le bien-être émotionnel et la qualité de vie générale des personnes atteintes.

Habitudes de vie et leur impact sur les affections rhumatismales

Les habitudes de vie sont l'ensemble des choix et des pratiques quotidiens qui influencent notre bien-être général. Lorsqu'on parle d'affections rhumatismales, certaines habitudes peuvent soit aggraver soit atténuer la progression et les symptômes de la maladie.

1. Nutrition et Alimentation
   - **Diète inflammatoire** : Les régimes riches en sucre, graisses saturées et aliments transformés peuvent exacerber l'inflammation.
   - **Diète anti-inflammatoire** : Une alimentation riche en légumes, fruits, poissons gras et noix peut aider à réduire l'inflammation.
2. Activité Physique
   - **Sédentarité** : Le manque d'activité physique peut entraîner une perte de force musculaire et une raideur articulaire accrue.
   - **Exercice régulier** : Comme mentionné précédemment, l'exercice adapté est crucial pour gérer et prévenir les symptômes rhumatismaux.
3. Sommeil
   - **Manque de sommeil** : Le manque de repos adéquat peut aggraver la douleur et la fatigue.
   - **Hygiène du sommeil** : Une routine de sommeil régulière, un environnement adapté et la gestion des troubles du sommeil peuvent améliorer la qualité du sommeil.
4. Gestion du Stress
   - **Stress chronique** : Peut aggraver l'inflammation et les symptômes associés.

- **Techniques de relaxation** : Le yoga, la méditation, la respiration profonde et d'autres techniques peuvent aider à réduire le stress.

5. Consommation de Tabac et d'Alcool
- **Tabagisme** : Le tabagisme est associé à un risque accru de développer certaines maladies rhumatismales et peut aggraver leurs symptômes.
- **Alcool** : Si consommé en excès, il peut interagir avec les médicaments et aggraver la maladie.

6. Poids Corporel
- **Surpoids/Obésité** : Exerce une pression supplémentaire sur les articulations portantes et est associé à une inflammation accrue.
- **Poids santé** : Maintenir un poids optimal réduit le stress sur les articulations et peut réduire l'inflammation.

7. Médicaments et Compléments
- **Autogestion** : Prendre des médicaments sans prescription ou contre-indiqués peut aggraver les symptômes.
- **Consultation médicale** : Toujours discuter avec un professionnel de santé avant de commencer ou de changer un traitement.

8. Santé Mentale
- **Isolation/Retrait social** : La douleur chronique peut mener à l'isolement, aggravant les symptômes dépressifs.
- **Soutien social** : Participer à des groupes de soutien, consulter un professionnel de santé mentale, et maintenir des interactions sociales peut améliorer le bien-être général.

9. Exposition Environnementale
- **Facteurs environnementaux** : Certains facteurs, comme le froid ou l'humidité, peuvent exacerber les symptômes pour certaines personnes.

Les habitudes de vie jouent un rôle prédominant dans la

gestion des affections rhumatismales. Reconnaître et adapter ces habitudes peut grandement influencer la qualité de vie des personnes atteintes. La prise de conscience et l'engagement actif à adopter un mode de vie sain sont essentiels pour une gestion optimale des maladies rhumatismales.

Chapitre 12 :
GÉRER LES SITUATIONS D'URGENCE

Identifier les situations d'urgence en rhumatologie

Même si la rhumatologie traite principalement des affections chroniques, il existe des situations qui nécessitent une intervention médicale immédiate. Ces urgences peuvent résulter d'une exacerbation aiguë d'une maladie chronique ou d'une complication associée à une pathologie ou à un traitement. Voici quelques situations d'urgence courantes en rhumatologie:

1. Crise de Goutte Sévère
   Symptômes : Douleur intense, rougeur, chaleur, gonflement, souvent au niveau du gros orteil.
   Préoccupation : La douleur peut être insupportable, nécessitant un traitement anti-inflammatoire rapide.
2. Vasculite avec Atteinte d'Organe Vital
   Symptômes : Dépendent de l'organe touché, peuvent inclure une détresse respiratoire, des douleurs abdominales aiguës, des troubles neurologiques.
   Préoccupation : Peut conduire à une insuffisance d'organe et nécessiter une intervention rapide.
3. Infection sur une Articulation Prothétique
   Symptômes : Douleur, gonflement, chaleur et rougeur autour de l'articulation prothétique, possiblement avec fièvre.
   Préoccupation : Les infections nécessitent souvent une intervention chirurgicale et des antibiotiques par voie intraveineuse.
4. Ostéoporose avec Fracture
   Symptômes : Douleur soudaine, incapacité à bouger la zone touchée, déformation.

Préoccupation : Certaines fractures, comme celles de la hanche, nécessitent une intervention chirurgicale urgente.

5. Compression Médullaire

Symptômes : Douleurs dorsales ou cervicales sévères, faiblesse ou engourdissement des membres, difficultés à marcher, incontinence.

Préoccupation : Nécessite souvent une intervention chirurgicale d'urgence pour éviter des séquelles permanentes.

6. Flambée Lupique avec Atteinte Rénale ou Neurologique

Symptômes : Augmentation soudaine de l'œdème, de l'hypertension, confusion, convulsions.

Préoccupation : Ces atteintes peuvent être rapidement progressives et menacer le pronostic vital.

7. Complications des Médicaments Immunomodulateurs

Symptômes : Fièvre, frissons, douleurs thoraciques, essoufflement, éruptions cutanées sévères, jaunisse.

Préoccupation : Certains médicaments utilisés en rhumatologie peuvent provoquer de graves effets secondaires qui nécessitent une intervention médicale immédiate.

8. Syndrome de Temporalite (Artérite à cellules géantes)

Symptômes : Maux de tête sévères, douleurs à la mâchoire lors de la mastication, troubles visuels.

Préoccupation : Si elle n'est pas traitée rapidement, cette condition peut entraîner une cécité permanente.

La capacité à identifier rapidement ces situations d'urgence en rhumatologie est essentielle pour les professionnels de la santé et les patients. La prise en charge rapide de ces situations peut faire une différence significative dans le pronostic et la qualité de vie du patient. En cas de doute sur la gravité d'une situation, il est toujours recommandé de consulter un professionnel de santé.

Premiers soins et interventions rapides

Face à une urgence rhumatologique, il est essentiel de connaître les premiers soins et les interventions rapides pour limiter les complications et offrir les meilleures chances de récupération au patient. Voici quelques orientations générales pour certaines des situations d'urgence précédemment mentionnées :

1. Crise de Goutte Sévère

    Interventions : Élévation de la jambe ou du bras affecté, application de glace, éviter de mettre du poids sur la zone touchée.

    Médicaments : Administrer des anti-inflammatoires non stéroïdiens (AINS) si le patient n'a pas de contre-indication.

2. Vasculite avec Atteinte d'Organe Vital

    Interventions : Hospitalisation immédiate. Suivi médical rapproché pour évaluer l'atteinte d'organe.

    Médicaments : Corticostéroïdes et/ou immunosuppresseurs pourraient être nécessaires.

3. Infection sur une Articulation Prothétique

    Interventions : Immobilisation de l'articulation, hospitalisation pour évaluation et traitement.

    Médicaments : Antibiotiques intraveineux.

4. Ostéoporose avec Fracture

    Interventions : Immobilisation de la zone fracturée, transport en douceur pour une évaluation médicale.

    Médicaments : Analgésiques pour la douleur.

5. Compression Médullaire

    Interventions : Immobilisation du patient, transport en position stable vers une unité d'urgence.

    Médicaments : Corticostéroïdes peuvent être administrés pour réduire l'inflammation.

6. Flambée Lupique avec Atteinte Rénale ou Neurologique

    Interventions : Hospitalisation pour surveillance et traitement.

Médicaments : Corticostéroïdes et/ou immunosuppresseurs pourront être administrés.

7. Complications des Médicaments Immunomodulateurs

Interventions : Arrêt du médicament en cause, évaluation médicale immédiate.

Médicaments : Le traitement dépendra de la nature de la complication.

8. Syndrome de Temporalite (Artérite à cellules géantes)

Interventions : Consultation médicale d'urgence.

Médicaments : Corticostéroïdes en haute dose pour prévenir la perte de vision.

Conseils Généraux :

Toujours avoir une liste à jour des médicaments du patient.

En cas de doute, consulter rapidement un professionnel de santé ou se rendre à l'hôpital.

Ne jamais hésiter à appeler une ambulance si la situation semble grave ou si le transport par ses propres moyens est risqué.

Bien que ces interventions initiales soient cruciales, il est essentiel que les patients atteints d'affections rhumatismales soient régulièrement suivis par un spécialiste pour prévenir et gérer adéquatement les situations d'urgence. La formation continue des professionnels de la santé et des patients eux-mêmes peut grandement contribuer à une prise en charge optimale lors de ces situations.

La communication
avec l'équipe médicale en cas d'urgence

La prise en charge efficace d'une urgence médicale repose non seulement sur une intervention médicale rapide, mais aussi sur une communication claire et efficace au sein de l'équipe médicale. Que vous soyez un patient, un membre de la famille ou un professionnel de santé, savoir comment communiquer avec l'équipe médicale en cas d'urgence est essentiel.

1. La Clarté avant tout

   Pourquoi c'est important ? Dans un contexte d'urgence, chaque seconde compte. Évitez les détails superflus et allez droit au but.

   Astuce : Utilisez la méthode "SBAR" : Situation, Background (Contexte), Assessment (Évaluation), Recommendation (Recommandation).

2. Utilisez un Langage Simple et Précis

   Pourquoi c'est important ? Bien que le jargon médical puisse être pertinent entre professionnels de santé, il peut créer de la confusion dans des situations d'urgence.

   Astuce : Si vous ne connaissez pas le terme technique, décrivez le symptôme ou la situation du mieux que vous pouvez.

3. Soyez Conscient de votre Langage Non Verbal

   Pourquoi c'est important ? Votre langage corporel et votre ton peuvent influencer la manière dont votre message est reçu.

   Astuce : Maintenez un contact visuel, parlez calmement et gestuez de manière appropriée.

4. La Validation Bidirectionnelle

   Pourquoi c'est important ? Il faut s'assurer que le destinataire a compris le message tel qu'il était destiné.

   Astuce : Demandez à la personne de répéter ce que vous venez de dire ou posez des questions pour confirmer la compréhension.

5. Soyez Préparé

   Pourquoi c'est important ? Avoir à portée de main toutes les informations pertinentes sur le patient peut accélérer le processus de prise en charge.

Astuce : Ayez une liste à jour des médicaments, des antécédents médicaux et des allergies du patient.

6. Favorisez la Communication Ouverte

Pourquoi c'est important ? Chaque membre de l'équipe médicale, qu'il s'agisse d'infirmiers, de médecins ou d'autres professionnels de santé, a un rôle unique et une perspective précieuse.

Astuce : Encouragez la discussion ouverte et le partage d'informations, et respectez les contributions de chacun.

7. Demandez des Clarifications si Nécessaire

Pourquoi c'est important ? Si quelque chose n'est pas clair, il vaut mieux poser des questions maintenant que d'avoir des malentendus plus tard.

Astuce : Si vous ne comprenez pas un terme ou une instruction, demandez une explication.

La communication est un pilier de la prise en charge médicale, surtout dans les situations d'urgence. En veillant à être clair, concis et ouvert à la collaboration, vous pouvez aider à assurer une prise en charge efficace et sécuritaire pour le patient. La formation continue en communication peut également être bénéfique pour les professionnels de santé, afin d'améliorer leurs compétences et de s'assurer qu'ils sont préparés pour toute urgence.

Chapitre 13 :
PRÉVENTION EN RHUMATOLOGIE

Sensibilisation et éducation
à la prévention

Les maladies rhumatismales, bien qu'elles puissent avoir une composante génétique, sont également influencées par des facteurs environnementaux et comportementaux. Sensibiliser et éduquer les patients et la population générale à la prévention est donc une étape essentielle pour réduire l'incidence de ces maladies, retarder leur apparition ou atténuer leur sévérité.

1. La Compréhension des Maladies Rhumatismales

   Pourquoi c'est important ? La première étape de la prévention est de comprendre ce qu'on essaie de prévenir.

   Astuce : Organisez des ateliers ou des sessions d'information régulières pour les patients, leurs familles, et la communauté.

2. Importance de la Détectabilité Précoce

   Pourquoi c'est important ? Une intervention précoce peut éviter des complications sévères et préserver la qualité de vie.

   Astuce : Éduquez sur les signes et symptômes courants des affections rhumatismales et incitez à consulter rapidement en cas de suspicion.

3. Le Rôle de l'Alimentation

   Pourquoi c'est important ? Une alimentation équilibrée peut contribuer à la prévention de certaines maladies rhumatismales.

   Astuce : Mettez l'accent sur une alimentation riche en oméga-3, faible en sucre et en aliments transformés.

Encouragez la consommation de légumes à feuilles vertes, de poissons gras et de noix.

4. Importance de l'Activité Physique

Pourquoi c'est important ? Le mouvement régulier aide à maintenir la souplesse des articulations et la force des muscles.

Astuce : Présentez des programmes d'exercices adaptés pour différents groupes d'âge et niveaux de capacité.

5. Éviter les Facteurs de Risque Modifiables

Pourquoi c'est important ? Tabagisme, consommation excessive d'alcool et surpoids sont des facteurs de risque modifiables.

Astuce : Proposez des programmes d'arrêt du tabagisme, de modération de la consommation d'alcool et de gestion du poids.

6. Sensibilisation sur les Médicaments

Pourquoi c'est important ? Certains médicaments peuvent augmenter le risque d'affections rhumatismales ou aggraver leurs symptômes.

Astuce : Éduquez sur l'importance d'informer le médecin de tous les médicaments pris, y compris les remèdes naturels.

7. Protection des Articulations

Pourquoi c'est important ? Les blessures peuvent précipiter ou aggraver une affection rhumatismale.

Astuce : Sensibilisez à l'importance des équipements de protection dans les sports, et conseillez sur les bonnes postures au travail et à la maison.

L'éducation à la prévention en rhumatologie est un investissement à long terme. En donnant aux individus les outils et les connaissances nécessaires pour prendre soin de leur santé musculosquelettique, on peut réduire l'incidence et la gravité des maladies rhumatismales, améliorant ainsi la qualité de vie et réduisant la charge pour les systèmes de santé.

Programmes de prévention pour les groupes à risque

Il est essentiel d'identifier et de cibler les groupes à risque en matière de rhumatologie pour mettre en place des programmes de prévention efficaces. Ces programmes sont conçus pour anticiper, identifier précocement et gérer les facteurs de risque afin de minimiser la probabilité de développer une maladie rhumatismale ou de réduire sa sévérité.

1. Identification des Groupes à Risque
   - **Facteurs génétiques**: Individus ayant des antécédents familiaux de maladies rhumatismales.
   - **Facteurs comportementaux**: Ceux qui ont des habitudes de vie sédentaire, sont fumeurs ou consomment de l'alcool excessivement.
   - **Facteurs professionnels**: Individus travaillant dans des métiers nécessitant des efforts physiques répétitifs ou des postures inadaptées.
2. Campagnes de Sensibilisation
   - **Visites médicales régulières**: Encourager les examens médicaux annuels pour une détection précoce.
   - **Brochures et ateliers**: Diffuser des informations sur les symptômes, les risques et la prévention.
3. Programmes de Formation en Milieu Professionnel
   - **Ergonomie**: Cours sur l'adaptation des postes de travail pour réduire la contrainte sur les articulations.
   - **Ateliers sur la posture**: Enseigner les bonnes pratiques pour soulever, s'asseoir et se tenir debout.
4. Interventions Nutritionnelles
   - **Conseils diététiques**: Offrir des conseils sur une alimentation équilibrée, riche en anti-inflammatoires naturels.

Programmes de gestion du poids: Aider ceux qui sont en surpoids à atteindre et maintenir un poids santé.

5. Programmes d'Exercice Adaptés

Gymnastique douce: Cours de yoga ou pilates pour améliorer la flexibilité.

Exercices de renforcement: Entraînements pour renforcer les muscles autour des articulations.

6. Sevrage Tabagique et Modération de l'Alcool

Programmes de soutien: Groupes de sevrage, thérapies comportementales et médicaments.

7. Sensibilisation des Professionnels de Santé

Formations continues: Mettre à jour les connaissances des professionnels de santé sur les dernières avancées en matière de prévention.

8. Programmes Communautaires

Groupes de soutien: Créer des groupes pour partager des expériences et des conseils.

Ateliers éducatifs: Organiser régulièrement des ateliers dans les écoles, les centres pour seniors et autres institutions.

La mise en place de programmes de prévention pour les groupes à risque est une approche proactive de la santé publique en rhumatologie. En ciblant spécifiquement ceux qui sont les plus susceptibles de développer des affections rhumatismales et en leur fournissant les ressources et les connaissances nécessaires, il est possible de réduire l'incidence de ces maladies et d'améliorer la qualité de vie de nombreux individus.

Vaccinations et prophylaxie spécifiques à la rhumatologie

Les patients atteints de maladies rhumatismales, en particulier ceux sous immunosuppresseurs ou agents biologiques, peuvent avoir un système immunitaire affaibli. Cela les rend plus vulnérables à certaines infections. Ainsi, la vaccination et d'autres mesures prophylactiques sont essentielles pour protéger ces patients.

1. Importance de la Vaccination
   - **Réduction du risque d'infection**: Les patients rhumatismaux sont souvent plus susceptibles aux infections en raison de la maladie elle-même ou des médicaments qu'ils prennent.
   - **Prévention des complications**: Certaines infections peuvent aggraver les maladies rhumatismales ou interférer avec leur traitement.
2. Vaccins Recommandés
   - **Grippe**: Vaccination annuelle pour protéger contre la grippe saisonnière.
   - **Pneumocoque**: Contre les infections à pneumocoques comme la pneumonie.
   - **Zona**: Pour prévenir l'herpès zoster, en particulier chez les patients âgés ou sous immunosuppresseurs.
   - **VHB et VHC**: Chez les patients qui sont à risque d'exposition.
   - **HPV**: Pour les jeunes femmes et certains jeunes hommes, pour prévenir les cancers associés au virus.
3. Vaccins à Éviter
   - **Vaccins vivants atténués**: Comme le vaccin oral contre la polio ou le vaccin BCG, qui pourraient causer des infections chez les personnes immunodéprimées.
4. Considérations sur le Timing des Vaccinations
   - Avant de commencer un traitement immunosuppresseur, c'est souvent le meilleur moment pour administrer des vaccins.
   - Pour certains vaccins, il peut être nécessaire d'attendre une certaine période après la cessation ou avant la commencement du traitement immunosuppresseur.

5. Prophylaxie Anti-Infectieuse

Antibiotiques prophylactiques: Pour les patients à haut risque d'infections bactériennes.

Antifongiques: Chez les patients sous immunosuppresseurs et à risque d'infections fongiques.

Prophylaxie antipaludéenne: Pour les patients voyageant dans des zones où le paludisme est endémique.

6. Education du Patient

Comprendre l'importance: Expliquer pourquoi les vaccinations et la prophylaxie sont cruciales.

Effets secondaires: Informer des éventuels effets secondaires et ce qu'il faut surveiller.

Maintien à jour: Encourager les patients à tenir à jour leur carnet de vaccination.

7. Suivi Médical

Tests sérologiques: Pour vérifier l'immunité contre certaines maladies après vaccination.

Examens réguliers: Pour détecter précocement tout signe d'infection ou de complication.

La gestion des maladies rhumatismales ne se limite pas au traitement de la maladie elle-même. La prise en compte des aspects préventifs, tels que la vaccination et la prophylaxie, est essentielle pour assurer une prise en charge globale du patient, réduire les risques associés et améliorer la qualité de vie.

Chapitre 14 :
PÉDAGOGIE ET FORMATION
EN RHUMATOLOGIE

Rôle de l'infirmier formateur

Dans le monde médical en constante évolution, la formation continue est cruciale pour garantir la prestation de soins de qualité. L'infirmier formateur joue un rôle central à cet égard, s'assurant que les infirmiers actuels et futurs sont correctement équipés avec les compétences et les connaissances nécessaires pour exceller dans leur profession.

1. Introduction à la Formation Infirmière
   Historique: Comment le rôle de l'infirmier formateur s'est développé au fil du temps.
   Importance: Pourquoi la formation est essentielle dans la pratique infirmière.
2. Élaboration des Programmes de Formation
   Analyse des besoins: Identifier les domaines où la formation est nécessaire.
   Élaboration du curriculum: Création de programmes d'études adaptés aux besoins identifiés.
3. Techniques Pédagogiques
   Théorique vs. pratique: Équilibrer les enseignements en salle de classe avec la formation clinique.
   Méthodes interactives: Utilisation de simulations, d'études de cas et de discussions de groupe.
4. Évaluation et Feedback
   Évaluations régulières: Assurer que les infirmiers acquièrent les compétences requises.
   Retours constructifs: Fournir des retours d'information pour améliorer les compétences et les connaissances.

5. Formation Continue et Spécialisée

Ateliers et séminaires: Organiser des sessions pour présenter les dernières innovations et recherches.

Spécialités en soins infirmiers: Former des infirmiers dans des domaines spécifiques comme la pédiatrie, l'oncologie, ou la rhumatologie.

6. Mentorat et Accompagnement

Orientation des nouveaux infirmiers: Guider les nouveaux employés à travers les complexités de leur rôle.

Développement professionnel: Aider les infirmiers à identifier et à atteindre leurs objectifs de carrière.

7. Collaboration Interprofessionnelle

Travail avec d'autres professionnels de santé: Assurer une formation cohérente et complète.

Échanges interdisciplinaires: Organiser des sessions conjointes avec d'autres professionnels de santé pour promouvoir la compréhension mutuelle.

8. Veille Scientifique et Technologique

Rester à jour: Se tenir informé des dernières avancées en matière de soins infirmiers et de technologie médicale.

Intégrer de nouvelles techniques: Adapter la formation aux nouvelles méthodologies et technologies.

9. Gestion et Logistique

Planification: Organiser les sessions de formation pour répondre aux besoins du personnel.

Ressources: Gérer les manuels, les équipements et autres ressources nécessaires à la formation.

10. Défis et Solutions

Résistance au changement: Aborder les obstacles à l'apprentissage.

Évolution constante: Adapter les programmes de formation aux évolutions rapides du domaine médical.

L'infirmier formateur est un pilier du système de santé, garantissant que les infirmiers sont non seulement compétents, mais aussi confiants dans leur capacité à fournir des soins exceptionnels. Par le biais de la formation, du mentorat et de la veille professionnelle, ils aident à façonner la prochaine génération d'infirmiers et à assurer l'excellence dans les soins aux patients.

Méthodes et outils pédagogiques spécifiques à la rhumatologie

La formation en rhumatologie, compte tenu de sa complexité et de sa nature interdisciplinaire, nécessite une approche pédagogique spécifique. Cette approche se fonde sur une combinaison de méthodes traditionnelles et innovantes pour offrir une expérience d'apprentissage enrichissante. Plongeons-nous dans ces méthodes et outils spécialement adaptés à l'enseignement de la rhumatologie.

1. Simulations Cliniques
    Mannequins de haute fidélité: Simuler des scénarios de patient rhumatisant pour la pratique des soins.
    Scénarios de douleur chronique: Aider les infirmiers à comprendre et à gérer la douleur associée aux affections rhumatologiques.
2. Ateliers Pratiques
    Injections intra-articulaires: Ateliers dédiés à la pratique de techniques d'injection spécifiques.
    Physiothérapie: Ateliers pour apprendre les techniques de rééducation propre à la rhumatologie.
3. Études de Cas
    Discussions interprofessionnelles: Analyser des cas réels pour développer la capacité de diagnostic et de traitement.

Retours sur expérience: Permettre aux infirmiers d'échanger sur leurs propres cas, leurs défis et leurs solutions.

4. Modules e-learning

Vidéos explicatives: Sur des sujets comme la pathophysiologie des maladies rhumatismales.

Quizz interactifs: Tester la compréhension et renforcer l'apprentissage.

5. Anatomie en 3D et Réalité Virtuelle

Modèles articulaires en 3D: Pour comprendre le fonctionnement et les pathologies des articulations.

Simulations de réalité virtuelle: Offrir une immersion totale dans des scénarios cliniques.

6. Workshops d'Écoute et de Communication

Jeux de rôle: Simuler des consultations pour améliorer les compétences en communication avec les patients.

Formation à l'empathie: Techniques spécifiques pour comprendre et gérer les émotions des patients souffrant de douleurs chroniques.

7. Journal Clubs

Présentation d'articles récents: Favoriser la veille scientifique et partager les dernières avancées en rhumatologie.

Discussions critiques: Analyser et débattre des nouvelles méthodes de traitement et des études de cas.

8. Ateliers de Gestes et Postures

Prévention des troubles musculosquelettiques: Techniques pour éviter les blessures lors de la manipulation des patients.

Ergonomie en milieu hospitalier: Adapter l'environnement de travail pour assurer la sécurité des soignants et des patients.

9. Mentorat et Tutorat

- **Programme d'accompagnement**: Les infirmiers expérimentés guident les novices dans leur parcours professionnel en rhumatologie.
- **Échanges réguliers**: Sessions dédiées aux retours d'expérience et à la résolution de problèmes.

10. Plateformes Collaboratives

- **Forums en ligne**: Espace d'échange pour discuter de cas, partager des ressources et poser des questions.
- **Webinaires thématiques**: Présentations en ligne sur des sujets spécifiques animées par des experts.

La formation en rhumatologie nécessite une approche holistique qui englobe tant les compétences techniques que les compétences humaines. Grâce à une combinaison judicieuse de méthodes et d'outils pédagogiques, il est possible d'offrir aux infirmiers une formation complète et adaptée aux spécificités de la rhumatologie, leur permettant ainsi d'apporter les meilleurs soins possibles à leurs patients.

Retours d'expérience et meilleures pratiques en formation

La formation en rhumatologie, tout comme dans d'autres domaines médicaux, évolue constamment avec l'avancée de la technologie, des techniques et des méthodes pédagogiques. Au-delà des connaissances théoriques, il est crucial d'accorder une place prépondérante aux retours d'expérience et aux meilleures pratiques. Ces éléments permettent non seulement d'améliorer la qualité de l'enseignement, mais aussi d'adapter les formations aux besoins réels des professionnels de santé.

1. L'Importance des Témoignages Réels

  Vécus des infirmiers: Partager des histoires vécues enrichit la formation en mettant en lumière les défis concrets et les solutions adoptées.

  Témoignages des patients: Ils offrent un éclairage unique sur la prise en charge des maladies rhumatismales et soulignent l'importance du relationnel dans les soins.

2. Apprentissage Par le Faire

  Stages cliniques: La mise en situation réelle demeure l'une des meilleures méthodes d'apprentissage, permettant d'appliquer les connaissances dans un contexte concret.

  Ateliers pratiques: Ils offrent un cadre sécurisé pour pratiquer et maîtriser des gestes techniques spécifiques à la rhumatologie.

3. La Valorisation des Erreurs

  Analyse de situations: Revenir sur des erreurs passées permet d'en comprendre les causes et d'éviter leur répétition.

  Retours constructifs: Favoriser un environnement où les feedbacks sont donnés et reçus de manière positive encourage l'apprentissage continu.

4. Mise à Jour Constante des Connaissances

  Formations continues: La rhumatologie est un domaine en évolution; les formations doivent régulièrement être actualisées.

  Participation à des conférences et symposiums: Ces événements rassemblent des experts de différents horizons et sont l'occasion de découvrir les dernières avancées.

5. L'Utilisation des Technologies Modernes

  Plateformes d'e-learning: Les supports numériques permettent un accès flexible et personnalisé à la formation.

Réalité virtuelle: Une immersion dans des situations simulées renforce l'apprentissage et prépare mieux aux situations réelles.

6. Importance de la Pédagogie Active

Méthodes participatives: Encourager la participation active des apprenants renforce leur engagement et favorise la mémorisation.

Travaux de groupe: Ils favorisent les échanges, la collaboration et l'apprentissage mutuel.

7. Évaluation Régulière

Quizz et tests pratiques: Ils permettent de mesurer la compréhension et de repérer d'éventuelles lacunes à combler.

Évaluations à 360 degrés: Elles offrent une vision globale des compétences acquises et des domaines à améliorer.

8. Partage des Meilleures Pratiques

Groupes de travail: Réunir des professionnels pour échanger sur leurs méthodes et astuces favorise la diffusion des bonnes pratiques.

Publications: Rédiger et partager des articles ou des manuels sur des techniques ou méthodes éprouvées.

La formation en rhumatologie, pour être pleinement efficace, se doit d'être dynamique, centrée sur l'apprenant et adaptée aux réalités du terrain. En valorisant les retours d'expérience et en intégrant les meilleures pratiques, il est possible de former des infirmiers compétents, confiants et prêts à offrir des soins de qualité à leurs patients.

Chapitre 15 :
GESTION DE LA FIN DE VIE ET SOINS PALLIATIFS

Comprendre la phase terminale des maladies rhumatismales

La phase terminale d'une maladie est un moment délicat et éprouvant, tant pour le patient que pour ses proches. En rhumatologie, bien que beaucoup de pathologies soient chroniques et évoluent sur plusieurs années, certaines peuvent atteindre une phase sévère pouvant mettre en jeu le pronostic vital. La compréhension de cette phase est cruciale pour les professionnels de santé afin de fournir des soins appropriés et un soutien adéquat.

1. Définition de la Phase Terminale
   - **Caractéristiques**: Phase où la maladie est à un stade avancé, ne répond plus aux traitements, et où les symptômes s'aggravent progressivement.
   - **Durée**: Cette phase peut s'étendre sur des semaines, des mois ou même des années selon les pathologies.
2. Les Maladies Rhumatismales Concernées
   - **Maladies systémiques**: Comme le lupus érythémateux disséminé, qui peuvent toucher plusieurs organes vitaux.
   - **Complications des maladies rhumatismales**: Certains patients peuvent développer des complications cardiaques, pulmonaires ou rénales suite à leur maladie rhumatismale.
3. Symptômes et Signes de la Phase Terminale
   - **Douleurs intenses**: Malgré les traitements antalgiques.
   - **Fatigue sévère**: La moindre activité devient épuisante.

- **Dysfonctionnements organiques**: Insuffisance cardiaque, rénale ou respiratoire.
- **Altération de l'état général**: Perte d'appétit, perte de poids, apathie.

4. Prise en Charge Médicale
- **Soulagement des symptômes**: L'accent est mis sur la qualité de vie du patient.
- **Adaptation des traitements**: Certains médicaments peuvent être arrêtés, d'autres introduits pour le confort du patient.
- **Soins palliatifs**: Ils interviennent lorsque les traitements curatifs ne sont plus efficaces.

5. Accompagnement Psychologique et Émotionnel
- **Soutien psychologique**: Aider le patient à faire face à l'évolution de sa maladie.
- Gestion de l'anxiété et de la dépression: Elles sont fréquentes à ce stade.
- **Aide à la prise de décisions**: Concernant les traitements, les soins de fin de vie, les directives anticipées.

6. Rôle de l'Infirmier
- **Écoute et empathie**: L'infirmier est souvent le premier interlocuteur du patient et de sa famille.
- **Coordination des soins**: En collaboration avec le médecin, le kinésithérapeute, le psychologue.
- **Éducation**: Aider le patient et sa famille à comprendre la maladie, ses implications, et les options de traitement.

7. Soutien aux Proches
- **Accompagnement dans le deuil anticipé**: Le fait de savoir que la fin est proche peut déclencher un processus de deuil avant même le décès.
- **Guidance et ressources**: Orienter les proches vers des associations, groupes de soutien, ou des professionnels de santé mentale.

8. Éthique et Fin de Vie
- **Respect des choix du patient**: En matière de traitements, d'acharnement thérapeutique ou de soins palliatifs.
- **Directives anticipées**: Document où le patient exprime ses volontés concernant sa fin de vie.
- **Éthique de la bienfaisance et de la non-malfaisance**: Le bien-être du patient est au centre des préoccupations.

La phase terminale des maladies rhumatismales est une période de défis tant médicaux qu'émotionnels. Elle requiert une approche globale, centrée sur le patient, pour lui offrir une qualité de vie optimale, un soutien constant et un respect profond de ses choix et de sa dignité.

Communication avec le patient et la famille

La communication est une pierre angulaire des soins infirmiers, et cela est particulièrement pertinent dans le contexte de la rhumatologie où les patients vivent avec des affections chroniques qui peuvent avoir des impacts profonds non seulement sur eux, mais aussi sur leur entourage. Aborder la communication avec compassion, compréhension et compétence est crucial pour assurer une prise en charge holistique.

1. Les Principes de Base de la Communication
- **Écoute active**: Cela implique d'être pleinement présent, d'observer le langage corporel du patient, et de répondre de manière appropriée.
- **Empathie**: Se mettre à la place du patient, comprendre ses émotions et ses préoccupations.

Clarté: Utiliser un langage simple, éviter le jargon médical, et s'assurer que le patient et sa famille comprennent les informations.

2. Communication avec le Patient

Évaluation de la compréhension: Demander régulièrement au patient s'il comprend ou s'il a des questions.

Adaptation au niveau de connaissance du patient: Chaque patient est différent, et il est important de s'adapter à son niveau de compréhension.

Respect de la confidentialité: Toujours discuter des informations médicales dans un endroit privé.

3. Communication avec la Famille

Reconnaissance de leur rôle: Les proches jouent souvent un rôle clé dans les soins, l'accompagnement et le soutien du patient.

Inclusion dans les discussions: Sauf si le patient s'y oppose, impliquer la famille dans les discussions concernant les traitements et les soins.

Fournir des ressources: Diriger la famille vers des ressources utiles comme des groupes de soutien, des ouvrages ou des associations.

4. Communication sur les Diagnostics et les Traitements

Information complète: Expliquer la nature de la maladie, les symptômes, les traitements possibles et les effets secondaires.

Approche progressive: Parfois, il peut être bénéfique d'introduire les informations étape par étape, surtout si elles sont bouleversantes.

Collaboration avec le médecin: Assurer une cohérence dans les informations transmises au patient et à sa famille.

5. Aborder les Sujets Sensibles

Annonce d'une mauvaise nouvelle: Aborder avec douceur, en étant présent et disponible pour répondre aux questions.

- **Discussions sur la fin de vie**: Évoquer les soins palliatifs, les directives anticipées, ou les souhaits du patient.
- **Gestion des émotions**: Reconnaître et valider les émotions du patient et de sa famille, et offrir un soutien émotionnel.

6. Résolution des Conflits

- **Approche proactive**: Anticiper les sources potentielles de conflits, comme des attentes non satisfaites ou des malentendus.
- **Écoute et validation**: Entendre les préoccupations, sans jugement.
- **Médiation**: Parfois, l'intervention d'un tiers neutre, comme un travailleur social, peut être utile.

La communication est au cœur de la relation de soin. Elle nécessite une formation, de la pratique et de la réflexion pour être efficace. Les infirmiers en rhumatologie, face à des patients confrontés à des maladies chroniques, ont la lourde tâche de communiquer avec compassion et compétence, tout en respectant les besoins et les souhaits du patient et de sa famille.

Soutien émotionnel et physique pendant la phase de fin de vie

La phase de fin de vie est l'une des périodes les plus délicates et intenses de la prise en charge médicale. Pour les patients atteints de maladies rhumatismales, cette étape peut être marquée par une détérioration progressive, des douleurs accrues et une profonde réflexion sur la vie et la mort. Pour les infirmiers, c'est un moment qui demande une écoute attentive, une présence réconfortante et des soins adaptés, tant sur le plan émotionnel que physique.

1. Soutien Émotionnel : Une Présence Rassurante

    Écoute active: Permettre au patient de s'exprimer, partager ses peurs, ses regrets, et ses souhaits.

    Validation des émotions: Reconnaître et valider les sentiments du patient, qu'ils soient de tristesse, de colère, de frustration ou d'acceptation.

    Accompagnement spirituel: Si le patient le souhaite, faciliter l'accès à un soutien spirituel, qu'il soit religieux ou autre.

    Soutien à la famille: Les proches vivent aussi cette phase intensément. Les accompagner, les rassurer, répondre à leurs questions est primordial.

2. Soulagement de la Douleur : Une Priorité

    Évaluation régulière: Utiliser des outils d'évaluation de la douleur pour ajuster les traitements en conséquence.

    Thérapies combinées: Allier les médicaments à d'autres approches, telles que la physiothérapie, la relaxation, ou la méditation.

    Communication avec l'équipe soignante: Travailler en étroite collaboration avec le médecin et l'équipe pour assurer une prise en charge optimale de la douleur.

3. Soutien Physique : Assurer le Confort

    Soins de confort: Cela peut inclure des massages doux, le repositionnement régulier pour prévenir les escarres, et l'utilisation de coussins.

    Hydratation et nutrition: Adapter l'alimentation en fonction des besoins et des capacités du patient, tout en veillant à son hydratation.

    Soins palliatifs: Ils visent à assurer la meilleure qualité de vie possible, en soulageant la douleur et d'autres symptômes gênants.

4. Préparation à la Mort

    Dialogues ouverts: Si le patient le souhaite, discuter de la mort, de ses attentes et de ses souhaits pour la fin de vie.

Directives anticipées: S'assurer que les souhaits du patient concernant les traitements et les interventions sont clairement compris et respectés.

Présence: Simplement être là, offrir une main à tenir, une épaule sur laquelle pleurer.

5. Accompagnement Après la Mort

Soutien à la famille: Offrir de l'écoute, aider dans les démarches post-mortem, orienter vers des ressources ou des groupes de soutien.

Rituels: Respecter et faciliter les rituels ou cérémonies qui ont de l'importance pour la famille ou le défunt.

Soins du corps: Procéder avec respect et dignité dans la prise en charge du corps.

L'accompagnement en fin de vie est un honneur, mais aussi un défi. Il demande une profonde humanité, une expertise clinique, et une capacité à être présent dans les moments les plus difficiles. Pour les infirmiers en rhumatologie, cette étape est l'occasion d'offrir un soutien inestimable, un réconfort, et une qualité de vie améliorée jusqu'au bout.

Chapitre 16 :
RÉFLEXIONS ET PERSPECTIVES POUR L'AVENIR

Les grands défis à venir en rhumatologie

La rhumatologie, comme toutes les branches de la médecine, est en constante évolution. Bien que de nombreuses avancées aient été réalisées dans la compréhension et le traitement des maladies rhumatismales, de nouveaux défis émergent à l'horizon, poussant les professionnels de santé à s'adapter et à innover. Voici un aperçu des grands enjeux auxquels la rhumatologie sera confrontée dans les années à venir.

1. La Personnalisation des Soins
Avec le développement de la médecine personnalisée, le challenge est d'adapter les traitements aux caractéristiques génétiques, environnementales et moléculaires de chaque patient. Cela permettrait d'optimiser l'efficacité des traitements tout en minimisant les effets secondaires.

2. Les Maladies Auto-immunes
Le nombre de personnes touchées par des maladies auto-immunes, dont beaucoup sont des maladies rhumatismales, est en augmentation. Comprendre les mécanismes sous-jacents et développer des traitements plus ciblés et moins immunosuppresseurs est un enjeu majeur.

3. L'Augmentation de l'Espérance de Vie
Avec une population vieillissante, la prévalence des maladies rhumatismales liées à l'âge, comme l'arthrose, est destinée à augmenter. Ceci soulève des questions sur

la gestion à long terme de ces conditions et sur la prévention.

4. L'Évolution des Antibiorésistances

L'utilisation d'antibiotiques dans le traitement de certaines maladies rhumatismales, comme l'arthrite réactive, pourrait être compromise par la montée des résistances bactériennes, nécessitant des alternatives thérapeutiques.

5. La Technologie et la Télémédecine

L'intégration de la technologie dans le suivi des patients, que ce soit par le biais d'applications, de wearables ou de la télémédecine, offre des opportunités mais pose aussi des défis en termes d'éthique, de confidentialité et de formation.

6. L'Éducation et la Prévention

Informer le public sur les maladies rhumatismales, leurs symptômes, leurs facteurs de risque et l'importance d'un diagnostic précoce est crucial pour réduire l'impact de ces conditions.

7. Les Inégalités d'Accès aux Soins

Assurer un accès équitable aux traitements, en particulier les plus récents et coûteux, est un défi à l'échelle mondiale. Il est essentiel d'aborder les disparités socio-économiques et géographiques.

8. Le Rôle Grandissant des Thérapies Alternatives

La popularité croissante des approches alternatives ou complémentaires, comme l'ostéopathie, l'acupuncture ou les régimes anti-inflammatoires, invite à une évaluation rigoureuse de leur efficacité et à leur intégration dans une prise en charge globale.

9. La Recherche et le Financement

La recherche en rhumatologie nécessite des financements adéquats pour continuer à avancer. Avec un paysage économique fluctuant, assurer une pérennité des ressources pour la recherche est un enjeu crucial.

10. Le Bien-être des Professionnels de Santé
Le soin des patients est exigeant. Assurer le bien-être et éviter l'épuisement professionnel des infirmiers, médecins et autres intervenants est essentiel pour maintenir un niveau de soins optimal.

Face à ces défis, la rhumatologie doit continuer à évoluer, s'adapter et innover. Si ces enjeux représentent des obstacles, ils sont aussi autant d'opportunités pour cette discipline de se renouveler et d'offrir aux patients une prise en charge toujours plus efficace et humaine.

Rôle de l'infirmier face à l'évolution du système de santé

L'évolution du système de santé est marquée par de nombreux changements : avancées technologiques, démographie médicale en mutation, complexification des pathologies, enjeux éthiques et économiques, et attentes grandissantes des patients. Au cœur de ce tourbillon, l'infirmier joue un rôle pivot, s'adaptant et innovant pour répondre aux nouveaux besoins tout en préservant la qualité des soins. Explorons ensemble comment l'infirmier s'adapte et contribue à cette évolution.

1. Promoteur de la Prévention
Avec l'augmentation des maladies chroniques, l'infirmier est souvent le premier relais d'information pour les patients. Il joue un rôle prépondérant dans la promotion de modes de vie sains, la prévention des maladies et la vaccination.

2. Expert en Télémédecine

La télémédecine a gagné du terrain, notamment avec la pandémie de COVID-19. L'infirmier est formé à l'utilisation de ces outils, permettant la surveillance à distance des patients, et assurant une continuité des soins.

3. Coordinateur des Parcours de Soins

Avec la complexité croissante des pathologies, l'infirmier veille à la coordination des soins entre différents professionnels de santé. Il s'assure que le patient reçoit des soins harmonisés et adaptés à sa situation.

4. Acteur de l'Éducation Thérapeutique

L'infirmier enseigne aux patients à mieux comprendre leur maladie, à gérer leurs traitements et à anticiper les complications, renforçant ainsi leur autonomie.

5. Relais Humain dans un Monde Technologique

Malgré l'intégration de la technologie dans les soins, la dimension humaine reste primordiale. L'infirmier est souvent le visage rassurant, l'oreille attentive, offrant une écoute et un soutien émotionnel aux patients.

6. Veilleur Éthique

Face aux dilemmes éthiques que peut poser la modernité médicale, l'infirmier se positionne comme un gardien des valeurs fondamentales des soins : respect de la dignité, du consentement et des droits du patient.

7. Formateur et Mentor

Avec l'évolution constante des pratiques et des connaissances, l'infirmier expérimenté joue un rôle de formateur et de mentor pour les nouveaux venus dans la profession, garantissant ainsi la transmission des compétences.

8. Innovateur en Soins Infirmiers

Les infirmiers sont souvent à l'avant-garde de l'innovation en matière de soins, proposant de nouvelles approches ou techniques pour améliorer la qualité et l'efficacité des interventions.

9. Ambassadeur du Travail Interdisciplinaire

L'infirmier est un maillon essentiel du travail en équipe, collaborant étroitement avec les médecins, pharmaciens, kinésithérapeutes et autres professionnels, et favorisant une prise en charge globale.

10. Défenseur de l'Équité en Santé

Conscient des inégalités d'accès aux soins, l'infirmier s'efforce de promouvoir une santé équitable, en veillant à ce que chaque patient, quelle que soit sa situation, bénéficie de soins de qualité.

L'infirmier, par son positionnement unique entre le patient et le système de santé, est un acteur incontournable de l'évolution de ce dernier. Sa capacité à s'adapter, à innover et à placer le patient au cœur de sa pratique garantit que le système de santé reste résolument tourné vers l'humain, malgré les bouleversements et les défis de la modernité.

Importance de l'innovation et de l'adaptabilité

Dans un monde où la médecine et les technologies progressent à une vitesse fulgurante, l'innovation et l'adaptabilité sont devenues des compétences essentielles pour les professionnels de santé, notamment pour ceux œuvrant en rhumatologie. Explorons ensemble pourquoi et comment ces deux qualités s'imposent comme déterminantes dans ce domaine spécifique.

L'Émergence de Nouvelles Thérapies

La rhumatologie, comme beaucoup d'autres spécialités médicales, est témoin de l'émergence régulière de nouvelles thérapies. Que ce soit des médicaments biologiques révolutionnaires ou des techniques de rééducation avancées, l'innovation est constante. Pour l'infirmier en rhumatologie, rester à jour est crucial. Il doit s'adapter rapidement pour comprendre, administrer et éduquer les patients sur ces nouvelles options thérapeutiques.

L'Intégration de la Technologie

L'ère digitale a introduit des technologies telles que les applications de suivi des symptômes, les dispositifs portables pour mesurer les indicateurs physiologiques, et les plateformes de télémédecine. L'adaptabilité permet à l'infirmier de se familiariser avec ces outils, d'en saisir les avantages et limites, et de les incorporer dans la prise en charge des patients.

Répondre aux Besoins Diversifiés des Patients

Chaque patient est unique. Avec la montée des soins personnalisés, l'infirmier doit faire preuve d'innovation pour adapter les plans de soins selon les besoins individuels, les préférences et les circonstances de chaque patient.

Anticipation des Évolutions de la Pathologie

La nature évolutive des maladies rhumatismales nécessite une surveillance attentive et une capacité à anticiper les changements. L'adaptabilité permet à l'infirmier d'ajuster les soins et d'agir proactivement face aux complications potentielles.

Collaboration Interprofessionnelle

L'approche collaborative en médecine exige de travailler avec divers professionnels (médecins, physiothérapeutes, psychologues). L'innovation facilite la mise en œuvre de nouvelles méthodes de travail en équipe, tandis que l'adaptabilité permet de naviguer efficacement au sein de ces équipes interdisciplinaires.

Formation Continue et Éducation des Patients
Le paysage médical changeant requiert une formation continue. L'infirmier, en plus de se former lui-même, doit être capable d'innover dans les méthodes éducatives pour transmettre efficacement l'information aux patients.

Face aux Imprévus et Situations de Crise
Dans un service de rhumatologie, des situations imprévues peuvent survenir, qu'il s'agisse d'une réaction médicamenteuse inattendue ou d'une crise aiguë. L'adaptabilité permet à l'infirmier de réagir rapidement, tandis que l'innovation peut offrir des solutions alternatives en l'absence de protocoles établis.

L'innovation et l'adaptabilité ne sont pas de simples buzzwords ; elles représentent le cœur de la pratique moderne en rhumatologie. Elles permettent à l'infirmier de fournir des soins optimaux, d'anticiper les défis et d'évoluer avec le paysage médical en constante mutation. Dans la quête d'une prise en charge patient optimale, ces qualités sont inestimables.

Chapitre 17 :
L'INFIRMIER FACE AUX DÉFIS PÉDIATRIQUES EN RHUMATOLOGIE

Particularités des maladies rhumatismales chez l'enfant

La rhumatologie pédiatrique est une sous-spécialité à part entière, centrée sur les maladies rhumatismales affectant les enfants. Si certaines de ces pathologies peuvent ressembler à celles observées chez l'adulte, elles présentent néanmoins des particularités spécifiques à l'enfance, tant dans leurs manifestations que dans leur prise en charge.

Le Spectre des Maladies Rhumatismales chez l'Enfant

- **Arthrite Idiopathique Juvénile (AIJ)** : C'est la forme la plus courante d'arthrite chronique chez l'enfant. Elle englobe différents sous-types, chacun avec ses propres caractéristiques et défis thérapeutiques.

- **Lupus érythémateux systémique (LES)** : Bien que moins fréquent chez l'enfant que chez l'adulte, il peut se manifester plus sévèrement chez les jeunes patients.

- **Syndromes de douleur musculosquelettique** : Ils sont courants pendant l'enfance et peuvent être dus à des facteurs aussi divers que la croissance, le niveau d'activité ou même le stress.

- **Vascularites** : Ces inflammations des vaisseaux sanguins peuvent toucher divers organes et se manifester de multiples façons chez l'enfant.

Manifestations Cliniques : Une Palette Symptomatique Variée

L'enfant peut ne pas exprimer ou verbaliser la douleur de la même manière que l'adulte. Des signes comme la boiterie matinale, la raideur, ou même des troubles du comportement peuvent être des indicateurs d'une affection rhumatismale.

Les Défis Diagnostiques

Symptômes non spécifiques : Chez les enfants, les manifestations peuvent être vagues et imiter d'autres affections courantes, comme les infections virales.

Importance de l'histoire clinique : Recueillir une anamnèse détaillée est crucial, car les enfants peuvent ne pas se rappeler ou articuler clairement l'évolution de leurs symptômes.

Prise en Charge Thérapeutique

Médication : Les médicaments utilisés pour traiter les adultes peuvent nécessiter des ajustements de dose pour les enfants, et certains peuvent ne pas être approuvés pour une utilisation pédiatrique.

Rééducation : La kinésithérapie et la physiothérapie jouent un rôle central dans la gestion des affections rhumatismales chez les enfants, aidant à maintenir la fonction et à réduire la douleur.

Soutien psychosocial : Les maladies chroniques peuvent avoir un impact significatif sur le bien-être émotionnel de l'enfant. La prise en charge doit donc également englober le soutien psychologique et éducatif.

Impact sur le Développement et la Croissance

- Certaines maladies rhumatismales et les médicaments utilisés pour les traiter peuvent affecter la croissance et le développement de l'enfant. Une surveillance étroite de la croissance, de la maturation osseuse et de la puberté est essentielle.

La Famille au Cœur de la Prise en Charge

- La prise en charge d'un enfant atteint d'une maladie rhumatismale requiert souvent une collaboration étroite avec la famille. Le rôle des parents est crucial pour assurer la conformité au traitement, comprendre les besoins de l'enfant et fournir le soutien émotionnel nécessaire.

Les maladies rhumatismales chez l'enfant présentent un ensemble unique de défis et de considérations. Une compréhension approfondie de ces particularités permet aux professionnels de santé, notamment aux infirmiers, d'offrir des soins adaptés et holistiques, axés sur le bien-être global de l'enfant.

Communication et approches spécifiques à la pédiatrie

Communiquer avec un enfant, surtout lorsqu'il s'agit de questions médicales, exige sensibilité, patience et une compréhension nuancée des étapes développementales. Les infirmiers en pédiatrie, en particulier dans un contexte spécialisé comme la rhumatologie, doivent maîtriser l'art de communiquer non seulement avec les enfants, mais aussi avec leurs familles.

Comprendre l'Enfant à Différents Âges

Les nourrissons : La communication est non verbale. Faites attention aux signaux corporels, aux pleurs, et essayez de créer un environnement apaisant.

Les tout-petits : Ils sont centrés sur eux-mêmes et peuvent avoir du mal à comprendre les perspectives des autres. Utilisez des jouets ou des poupées pour expliquer et rassurez-les souvent.

Enfants d'âge préscolaire : À cet âge, la pensée magique est courante. Il est donc essentiel d'être concret, simple et de rassurer contre les fausses croyances (comme "c'est ma faute si je suis malade").

Enfants d'âge scolaire : Ils commencent à comprendre la logique et peuvent être curieux. Soyez honnête, utilisez des explications simples et encouragez les questions.

Adolescents : La quête d'indépendance et l'établissement de leur identité sont centraux. Soyez respectueux, honnête, et donnez-leur une certaine autonomie dans les soins.

Techniques de Communication Efficaces

Langage adapté : Utilisez des mots et des concepts appropriés à l'âge de l'enfant. Évitez le jargon médical.

Visualisation : Utilisez des images, des jouets, des poupées ou même des applications et des vidéos pour expliquer les procédures ou les conditions.

Écoute active : Montrez à l'enfant que vous êtes pleinement présent et intéressé par ce qu'il a à dire.

Questions ouvertes : Encouragez l'enfant à partager ses sentiments et ses préoccupations.

Engagement des Parents et de la Famille

Partenariat : Considérez les parents comme des partenaires dans les soins. Ils connaissent le mieux leur enfant et peuvent fournir des informations précieuses.

Éducation : Fournissez des ressources et des informations aux parents pour qu'ils comprennent la condition de leur enfant et les soins nécessaires.

Soutien émotionnel : Reconnaissez et validez les émotions des parents, qui peuvent se sentir stressés, coupables ou dépassés.

Considérations Culturelles et Éthiques

Respect des croyances : Toutes les familles n'ont pas les mêmes croyances ou pratiques en matière de santé. Il est essentiel de respecter et de comprendre ces différences.

Consentement éclairé : Assurez-vous que les parents (et, lorsque cela est approprié, les enfants plus âgés) comprennent toutes les procédures, les avantages et les risques associés.

La communication en pédiatrie est à la fois un art et une science. Elle demande une sensibilité aux besoins changeants de l'enfant à différents stades de développement, ainsi qu'une collaboration étroite avec la famille. En maîtrisant ces compétences, les infirmiers peuvent garantir que les enfants reçoivent des soins adaptés et compatissants.

Soutien familial et intégration scolaire

Lorsqu'un enfant est diagnostiqué avec une maladie rhumatismale, cela a un impact profond non seulement sur lui, mais aussi sur sa famille et sa vie scolaire. Le rôle des infirmiers ne se limite pas uniquement à administrer des soins médicaux ; il implique également d'offrir un soutien pour l'intégration harmonieuse de l'enfant dans sa famille et son environnement scolaire.

1. L'impact sur la famille
    - **Émotions parentales** : Le diagnostic peut déclencher une gamme d'émotions chez les parents, allant du déni à la culpabilité, de la colère à la tristesse. Comprendre et valider ces émotions est la première étape pour aider la famille à s'adapter.
    - **Informations et éducation** : Armer la famille de connaissances est essentiel. Expliquer la maladie, les traitements, et les pronostics peut aider à atténuer les craintes et les incertitudes.
    - **Fratrie** : Les frères et sœurs peuvent se sentir négligés ou jaloux de l'attention portée à l'enfant malade. Il est essentiel d'adresser leurs besoins et de les intégrer dans le processus de soins.
    - **Aide extérieure** : Encourager les familles à chercher des groupes de soutien ou des thérapies familiales peut être bénéfique.

2. L'intégration scolaire

  Liaison avec l'école : Les infirmiers peuvent jouer un rôle de liaison, informant l'école de la condition de l'enfant, des besoins spécifiques et des éventuels ajustements nécessaires.

  Aménagements scolaires : Selon la gravité de la maladie, des adaptations peuvent être nécessaires : pauses supplémentaires, matériel ergonomique, temps additionnel pour les examens, etc.

  Sensibilisation des pairs : Avec le consentement de l'enfant et de sa famille, organiser des sessions de sensibilisation peut aider les camarades de classe à comprendre et à soutenir l'enfant malade.

  Soutien psychologique : Un psychologue scolaire ou un conseiller peut aider l'enfant à gérer son stress, ses peurs et ses préoccupations concernant sa maladie et sa vie scolaire.

  Suivi académique : Les périodes d'absence peuvent affecter les performances académiques de l'enfant. Une coordination avec les enseignants pour fournir du matériel supplémentaire ou des sessions de rattrapage peut être bénéfique.

3. L'équilibre entre la vie familiale et scolaire

  Routine quotidienne : Établir une routine peut aider l'enfant à se sentir plus en sécurité et à mieux gérer sa maladie.

  Encourager l'autonomie : Permettre à l'enfant de prendre des responsabilités adaptées à son âge concernant sa santé peut renforcer son estime de soi.

  Activités extrascolaires : L'enfant ne devrait pas être exclu des activités de loisir à cause de sa maladie. Une évaluation et des ajustements peuvent permettre une participation sûre et enrichissante.

Le diagnostic d'une maladie rhumatismale chez un enfant requiert une approche holistique qui englobe la famille et l'école. Les infirmiers, avec leur expertise et leur compassion, sont idéalement placés pour soutenir l'enfant et sa famille, assurant une intégration harmonieuse et une qualité de vie optimale.

Chapitre 18 :
LES MALADIES RARES ET MÉCONNUES EN RHUMATOLOGIE

Reconnaître les symptômes atypiques

En rhumatologie, tout comme dans d'autres spécialités médicales, il existe des symptômes classiques qui orientent habituellement vers un diagnostic précis. Cependant, chaque patient est unique et peut présenter des manifestations atypiques, rendant le diagnostic plus complexe. Pour un infirmier, reconnaître ces symptômes inhabituels est crucial pour une prise en charge rapide et efficace.

1. Comprendre la norme
Avant d'identifier ce qui est atypique, il est essentiel de connaître les symptômes classiques associés aux maladies rhumatismales. Par exemple, la douleur, l'enflure et la raideur articulaires sont des symptômes typiques de la polyarthrite rhumatoïde.

2. Symptômes atypiques courants

Troubles neurologiques : Certains patients peuvent ressentir des engourdissements, des picotements ou d'autres troubles neurologiques qui ne sont pas directement liés aux articulations.

Manifestations cutanées : Éruptions, nodules ou autres anomalies cutanées qui ne sont pas typiquement associées à une maladie rhumatismale spécifique.

Troubles gastro-intestinaux : Nausées, troubles digestifs ou douleurs abdominales inexpliquées.

Symptômes cardiaques : Certains troubles rhumatismaux peuvent affecter le cœur, entraînant des palpitations ou une douleur thoracique atypique.

3. Importance de l'anamnèse

Un interrogatoire détaillé du patient est essentiel. Parfois, des symptômes qui semblent sans rapport à première vue peuvent, lorsqu'ils sont combinés avec d'autres informations, suggérer une maladie rhumatismale.

4. L'impact des symptômes atypiques

Retard de diagnostic : Les symptômes inhabituels peuvent conduire à des erreurs de diagnostic ou à des retards.

Complexité du traitement : Les symptômes atypiques peuvent nécessiter des approches thérapeutiques supplémentaires ou différentes.

5. Écoute et observation

- Le rôle de l'infirmier ne se limite pas à reconnaître les symptômes décrits dans les livres. L'observation attentive et l'écoute active des patients sont essentielles. Ce que le patient ne dit pas peut être aussi révélateur que ce qu'il dit.

6. Collaboration avec l'équipe médicale

- Lorsqu'un symptôme atypique est identifié, il est vital d'en informer l'équipe médicale pour une évaluation et une prise en charge appropriées.

La reconnaissance des symptômes atypiques en rhumatologie est un défi, mais elle est essentielle pour assurer une prise en charge adéquate des patients. Les infirmiers, grâce à leur contact direct et régulier avec les patients, sont souvent les premiers à repérer ces anomalies. Une formation continue, une écoute active et une collaboration étroite avec l'équipe médicale sont la clé pour aborder efficacement ces situations.

L'importance de la recherche et des études de cas

La rhumatologie, comme tout domaine médical, évolue constamment. Chaque jour, de nouvelles découvertes sont faites, et de nouvelles méthodes de traitement émergent. Pour les infirmiers en rhumatologie, rester à jour avec les dernières recherches et études de cas est essentiel non seulement pour offrir les meilleurs soins possibles, mais aussi pour comprendre la complexité des maladies rhumatismales.

1. Une médecine en constante évolution
La compréhension des maladies rhumatismales a considérablement progressé au cours des dernières décennies. Cela a été rendu possible grâce à d'innombrables recherches et études de cas qui ont permis d'éclairer les mécanismes sous-jacents des affections, leurs manifestations cliniques et leurs traitements potentiels.
2. Les études de cas : un outil pédagogique puissant
   Perspective réelle: Les études de cas offrent un aperçu de la réalité des patients, illustrant les défis diagnostiques et thérapeutiques dans des situations concrètes.
   Apprentissage par la pratique: Plutôt que de se concentrer uniquement sur la théorie, les études de cas permettent aux infirmiers d'appliquer leurs connaissances dans des scénarios pratiques, renforçant ainsi leur compréhension.
3. La recherche : le moteur du progrès
   Découvertes de nouveaux traitements: La recherche clinique et fondamentale conduit à la mise au point de nouvelles thérapies, améliorant ainsi la qualité de vie des patients.
   Compréhension des mécanismes de la maladie: Les études scientifiques permettent de déchiffrer les

processus pathologiques sous-jacents, conduisant potentiellement à des interventions préventives ou curatives.

4. Participation à la recherche

Rôle actif des infirmiers: Les infirmiers peuvent participer activement à la recherche, que ce soit en recrutant des patients pour des essais cliniques, en collectant des données ou en travaillant aux côtés de chercheurs.

Formation continue: La participation à la recherche garantit également une mise à jour constante des connaissances, ce qui est essentiel dans un domaine aussi dynamique que la rhumatologie.

5. Intégration des découvertes dans la pratique quotidienne

- L'objectif ultime de la recherche est d'améliorer les soins aux patients. Les infirmiers jouent un rôle essentiel dans l'application des nouvelles connaissances à la pratique clinique, en veillant à ce que les patients bénéficient des dernières avancées.

La recherche et les études de cas ne sont pas de simples exercices académiques : elles sont le cœur battant de la médecine moderne. Pour les infirmiers en rhumatologie, s'engager dans ce domaine en constante évolution, c'est s'engager à offrir les meilleurs soins possibles à leurs patients, tout en contribuant à la richesse des connaissances de la communauté médicale.

Accompagnement et soutien des patients atteints de maladies rares

Les maladies rares, bien que par définition peu fréquentes, peuvent présenter des défis significatifs pour les patients, leurs familles et les professionnels de santé. En rhumatologie, ces maladies peuvent être d'autant plus complexes qu'elles impliquent souvent des symptômes douloureux et des déficits fonctionnels. Pour les infirmiers en rhumatologie, offrir un soutien approprié à ces patients nécessite une compréhension approfondie, de l'empathie et des compétences spécifiques.

1. Définition et Présentation des Maladies Rares en Rhumatologie

Qu'est-ce qu'une maladie rare? Des critères spécifiques classent une maladie comme "rare", souvent en fonction de sa prévalence.

Exemples typiques: Certaines maladies auto-immunes, syndromes génétiques ou affections inflammatoires peuvent être rares mais présenter des symptômes rhumatologiques.

2. Défis Spécifiques liés aux Maladies Rares

Diagnostic: La rareté peut conduire à des retards dans le diagnostic en raison d'une méconnaissance ou d'une présentation atypique.

Manque d'information: Il peut être difficile pour les patients et leurs familles de trouver des informations fiables et compréhensibles sur leur maladie.

Isolement: Les patients peuvent se sentir isolés ou incompris en raison de la rareté de leur maladie.

3. Rôle Crucial de l'Infirmier en Rhumatologie

Éducation du patient: Fournir des informations précises et à jour sur la maladie, les traitements disponibles et les perspectives.

Écoute active: Offrir un espace où le patient peut exprimer ses craintes, ses frustrations et ses espoirs.

Coordination des soins: Travailler en étroite collaboration avec une équipe multidisciplinaire pour garantir une prise en charge holistique.

4. Soutien Émotionnel et Psychologique

Accompagnement dans le processus de deuil: Face à un diagnostic de maladie rare, de nombreux patients traversent des phases de déni, de colère, de négociation, de dépression et finalement d'acceptation.

Thérapies complémentaires: Techniques de relaxation, méditation, et éventuellement une psychothérapie pour aider à gérer l'anxiété et la dépression.

5. Soutien Social et Réseautage

Groupes de soutien: Encourager les patients à rejoindre des associations ou des groupes de soutien dédiés aux maladies rares.

Réseautage: Mettre les patients en relation avec d'autres ayant la même maladie pour partager des expériences et des conseils.

6. L'Importance de la Recherche

Participation à des études: Les patients atteints de maladies rares peuvent avoir l'opportunité de participer à des études cliniques ou des registres.

Restez informé: Les infirmiers doivent se tenir informés des dernières découvertes et avancées pour mieux conseiller leurs patients.

Les patients atteints de maladies rares en rhumatologie ont des besoins uniques et diversifiés. Grâce à une approche bienveillante, informée et patient-centrée, les infirmiers peuvent jouer un rôle déterminant dans l'amélioration de leur qualité de vie, en les soutenant tant sur le plan médical qu'émotionnel.

Chapitre 19 :
LES THÉRAPIES INNOVANTES EN RHUMATOLOGIE

Avancées pharmacologiques et biotechnologiques

La rhumatologie, à l'instar de nombreuses autres branches de la médecine, a connu des avancées remarquables au cours des dernières décennies, grâce notamment à la recherche pharmacologique et biotechnologique. Ces progrès ont permis de mieux comprendre, traiter et gérer les maladies rhumatismales, offrant ainsi une meilleure qualité de vie aux patients.

1. Évolution Historique des Traitements en Rhumatologie

Des traitements traditionnels aux molécules modernes : Revisiter comment les anti-inflammatoires non stéroïdiens (AINS) et les corticostéroïdes ont ouvert la voie à des médicaments plus ciblés.

2. L'Ère des Médicaments Biologiques

Anticorps monoclonaux : Comment ils ciblent spécifiquement certaines parties du système immunitaire pour réduire l'inflammation.

Inhibiteurs de cytokines : L'importance de bloquer des molécules spécifiques comme le TNF, l'IL-6, et d'autres pour traiter des maladies comme la polyarthrite rhumatoïde.

Thérapies de cellules souches : Exploration de leur potentiel dans la régénération des tissus articulaires endommagés.

3. Avancées dans les Thérapies Ciblées
- **Médicaments à petites molécules** : Comment ils peuvent intervenir à l'intérieur des cellules pour moduler des voies spécifiques.
- **Inhibiteurs JAK et kinase** : Leur rôle dans la modulation du système immunitaire.

4. Biotechnologies et Diagnostic
- **Tests génétiques** : Comment ils peuvent aider à prédire la susceptibilité à certaines maladies et guider le traitement.
- **Biomarqueurs** : L'utilisation de protéines spécifiques ou d'autres molécules pour suivre la progression de la maladie et la réponse au traitement.

5. Thérapies Régénératives et Innovations
- **Thérapies géniques** : Le potentiel d'éditer ou de moduler des gènes pour traiter certaines maladies rhumatismales.
- **Impression 3D** : Comment cette technologie pourrait être utilisée pour créer des implants articulaires sur mesure ou des aides à la mobilité.

6. Défis et Implications Éthiques
- **Accessibilité et coûts** : Alors que les nouveaux traitements offrent de grands espoirs, ils viennent souvent avec un coût élevé, soulevant des questions d'équité.
- **Sécurité à long terme** : La nécessité de surveiller les effets secondaires et les complications possibles à mesure que les patients utilisent de nouveaux médicaments pendant de longues périodes.

Les avancées pharmacologiques et biotechnologiques en rhumatologie offrent un espoir considérable pour l'avenir, avec la promesse de traitements plus efficaces et personnalisés. Pour les infirmiers et autres professionnels de santé, rester à jour avec ces innovations est essentiel pour fournir les meilleurs soins possibles. Toutefois, il est également crucial de naviguer avec prudence, en équilibrant l'enthousiasme pour les nouvelles découvertes avec une compréhension approfondie des implications éthiques et des défis potentiels.

Intégration des médecines douces et complémentaires

Les médecines douces et complémentaires, souvent appelées médecines alternatives, ont connu une popularité croissante au cours des dernières décennies. Elles s'alignent sur une approche holistique de la santé, cherchant à traiter non seulement le corps, mais aussi l'esprit et l'âme. En rhumatologie, nombre de ces thérapies ont montré leur potentiel pour compléter les traitements conventionnels et offrir un soulagement supplémentaire aux patients.

1. Qu'est-ce que les Médecines Douces et Complémentaires?
- **Définition et philosophie** : Une introduction à l'idée d'approches thérapeutiques qui complètent les méthodes médicales conventionnelles.
- **Historique de leur intégration** : Comment la médecine occidentale a progressivement reconnu et accepté ces pratiques.

2. Acupuncture et Acupression en Rhumatologie
- **Principes de base** : L'importance des méridiens énergétiques et la théorie du qi.
- **Applications pratiques** : Comment ces techniques peuvent soulager la douleur et l'inflammation dans des conditions rhumatismales.

3. Phytothérapie et Suppléments Naturels
- **Herbes médicinales** : Les plantes couramment utilisées pour traiter l'inflammation et la douleur, telles que le curcuma et le saule.

Huiles essentielles : Le rôle potentiel des huiles comme la lavande ou l'eucalyptus dans la relaxation et la réduction de la douleur.

4. Chiropractie et Ostéopathie

Manipulations et ajustements : Comment ces techniques peuvent améliorer la mobilité articulaire et réduire la douleur.

Applications spécifiques en rhumatologie : L'approche pour des maladies comme l'arthrose ou la spondylarthrite ankylosante.

5. Techniques de Relaxation et de Méditation

Yoga et Tai Chi : Les avantages de ces pratiques pour l'amélioration de la flexibilité, la réduction de la douleur et la gestion du stress.

Méditation de pleine conscience : Son rôle dans la gestion de la douleur chronique et l'amélioration de la qualité de vie.

6. Homéopathie et Rhumatologie

Principes homéopathiques : L'idée de "like cures like" et la dilution.

Traitements courants : Les remèdes homéopathiques spécifiquement indiqués pour certaines affections rhumatismales.

7. Défis et Controverses

Manque de recherche standardisée : La nécessité de davantage d'études cliniques pour valider l'efficacité de certaines thérapies.

Interaction avec les médicaments conventionnels : La prudence nécessaire lorsque les patients combinent des traitements alternatifs avec leurs médicaments prescrits.

L'intégration des médecines douces et complémentaires en rhumatologie offre aux patients une gamme plus large d'options thérapeutiques qui peuvent compléter leurs soins conventionnels. Toutefois, comme pour toutes les interventions médicales, il est crucial que ces méthodes soient appliquées avec discernement et en collaboration étroite avec les professionnels de santé. Pour l'infirmier en rhumatologie, une compréhension approfondie de ces thérapies, ainsi qu'une communication ouverte avec les patients à leur sujet, est essentielle pour assurer des soins optimaux et individualisés.

Participation à des essais cliniques : rôle et responsabilités

L'avancement de la médecine est grandement dû à la recherche clinique. Les essais cliniques sont un élément essentiel de cette recherche, permettant de tester l'efficacité et la sécurité de nouveaux traitements. Dans le domaine de la rhumatologie, avec la montée en puissance des biotechnologies et des nouvelles thérapies ciblées, la participation à des essais cliniques est devenue courante. Pour l'infirmier en rhumatologie, cela signifie non seulement comprendre les nuances de ces essais, mais aussi jouer un rôle clé dans leur mise en œuvre.

1. Compréhension des Essais Cliniques
   - **Fondamentaux des essais cliniques** : Comprendre la phase, le protocole, le groupe témoin et les mesures des résultats.
   - **Importance en rhumatologie** : Comment la recherche clinique façonne l'évolution des traitements rhumatologiques.
2. Rôle de l'Infirmier avant l'Essai
   - **Éducation et consentement** : Informer le patient sur l'essai, ses avantages potentiels, ses risques et obtenir un consentement éclairé.
   - **Évaluation initiale** : Assurer que le patient répond aux critères d'inclusion et n'a pas de critères d'exclusion.

3. Suivi pendant l'Essai

   Administration des traitements : Garantir que les médicaments ou interventions sont administrés conformément au protocole.

   Surveillance et documentation : Suivre de près la réponse du patient, noter tout effet secondaire, et assurer une documentation précise et complète.

   Communication : Servir de liaison entre le patient et l'équipe de recherche, répondant aux préoccupations du patient et relayant les informations pertinentes.

4. Post-Essai : Clôture et Suivi

   Évaluation post-essai : Vérifier la réponse du patient au traitement et noter tout effet résiduel ou retardé.

   Conseils et orientation : Aider le patient à comprendre les prochaines étapes après l'essai, qu'il s'agisse de traitements supplémentaires ou de suivis.

5. Éthique et Intégrité

   Confidentialité : Assurer que les informations du patient restent confidentielles et ne sont utilisées que dans le cadre de l'essai.

   Intégrité du protocole : S'assurer que le protocole est suivi à la lettre, sans compromettre la sécurité ou le bien-être du patient.

6. Collaboration avec l'Équipe de Recherche

   Échanges avec les chercheurs : Faciliter la communication entre les chercheurs, les médecins et les autres membres de l'équipe soignante.

   Formation continue : Rester à jour avec les dernières avancées et méthodologies de recherche en rhumatologie.

La participation à des essais cliniques est une responsabilité majeure pour l'infirmier en rhumatologie. Ce rôle nécessite non seulement une compréhension approfondie du domaine de la rhumatologie et de la recherche clinique, mais aussi une capacité à communiquer efficacement et à faire preuve d'empathie envers les patients qui s'aventurent dans l'inconnu de la recherche médicale. En remplissant ce rôle avec compétence et intégrité, l'infirmier contribue de manière significative à l'avancement des traitements en rhumatologie et au bien-être des patients.

Chapitre 20 :
LA GESTION DES COMORBIDITÉS

Identification et surveillance des comorbidités fréquentes

La prise en charge de patients atteints de maladies rhumatismales nécessite une vigilance constante non seulement pour les symptômes primaires, mais aussi pour les comorbidités qui peuvent survenir. Ces comorbidités peuvent être le résultat direct de la maladie rhumatismale, des traitements administrés ou encore d'autres facteurs. Pour l'infirmier en rhumatologie, il est essentiel d'être capable d'identifier, de surveiller et de prendre en charge ces comorbidités pour assurer une qualité de vie optimale pour le patient.

1. Les Maladies Cardiovasculaires
   - **Risque accru** : De nombreuses affections rhumatismales, notamment la polyarthrite rhumatoïde, sont associées à un risque accru de maladies cardiovasculaires.
   - **Surveillance** : Contrôle régulier de la tension artérielle, des taux de cholestérol, et recommandation d'examens cardiaques si nécessaire.
2. Ostéoporose
   - **Liens avec l'inflammation** : L'inflammation chronique peut accélérer la perte osseuse.
   - **Détection** : Promouvoir des examens comme la densitométrie osseuse pour identifier une éventuelle diminution de la densité osseuse.
3. Affections Oculaires
   - **Uvéite et conjonctivite** : Certaines maladies, comme la spondylarthrite ankylosante, peuvent entraîner des complications oculaires.

Surveillance : Encourager les examens oculaires réguliers et être attentif aux plaintes de douleur ou de troubles de la vision.

4. Maladies Pulmonaires

Fibrose et pneumopathies : Les maladies inflammatoires peuvent affecter les poumons.

Surveillance : Suivi des fonctions pulmonaires et recommandation d'examens comme la radiographie thoracique ou la spirométrie.

5. Affections Gastro-intestinales

Risques liés aux médicaments : Certains médicaments utilisés en rhumatologie peuvent affecter le tractus gastro-intestinal.

Surveillance : Sensibilisation aux signes d'ulcères ou de saignements et recommandation d'endoscopies si nécessaire.

6. Troubles Psychologiques

Dépression et anxiété : Vivre avec une maladie chronique peut avoir des répercussions psychologiques.

Approche holistique : Surveillance des signes de dépression, soutien émotionnel et recommandation de consultations psychologiques si nécessaire.

7. Complications Métaboliques

Syndrome métabolique : Peut survenir en raison de la maladie elle-même ou des corticostéroïdes utilisés pour le traitement.

Surveillance : Surveillance régulière de la glycémie, des taux de lipides et du poids du patient.

La complexité de la prise en charge des maladies rhumatismales est amplifiée par les comorbidités potentielles qui peuvent survenir. L'infirmier en rhumatologie joue un rôle central dans l'identification et la surveillance de ces comorbidités, travaillant en étroite collaboration avec le médecin traitant et d'autres spécialistes pour assurer une prise en charge globale et efficace du patient. Une attention proactive et une communication ouverte avec le patient sont essentielles pour anticiper et gérer efficacement ces défis de santé supplémentaires.

L'approche holistique de l'infirmier : au-delà de la rhumatologie

En tant que professionnels de santé, les infirmiers sont souvent confrontés à la complexité des besoins de leurs patients. Bien que la rhumatologie se concentre sur les affections des articulations et du tissu conjonctif, l'infirmier en rhumatologie ne se contente pas de traiter les symptômes manifestes. Adopter une approche holistique signifie envisager le patient dans sa globalité, reconnaissant l'interconnexion entre le corps, l'esprit et l'environnement. C'est une approche centrée sur le patient, qui englobe non seulement les aspects physiologiques, mais aussi les dimensions émotionnelles, sociales, spirituelles et psychologiques de la santé.

1. La Dimension Physique
   - **Douleur et mobilité** : Évaluer et prendre en charge la douleur et la mobilité des patients, tout en recommandant des interventions adaptées, qu'elles soient pharmacologiques ou physiothérapiques.
   - **Nutrition** : Conseiller sur une alimentation adaptée pour soutenir la santé osseuse et articulaire et pour gérer les effets secondaires des traitements.
   - **Sommeil** : Discuter des habitudes de sommeil et proposer des solutions pour les troubles du sommeil, fréquents chez les patients atteints de maladies rhumatismales.
2. La Dimension Émotionnelle
   - **Soutien psychologique** : Écouter activement les préoccupations des patients, offrir du soutien en cas

de besoin et, si nécessaire, orienter vers un spécialiste.

- **Gestion du stress** : Proposer des techniques de relaxation ou de méditation pour aider les patients à gérer le stress et l'anxiété associés à la maladie.

3. La Dimension Sociale

- **Intégration communautaire** : Encourager les patients à participer à des groupes de soutien ou à des activités communautaires pour renforcer le sentiment d'appartenance et d'entraide.
- **Famille et amis** : Éduquer et impliquer la famille et les amis dans les soins pour créer un environnement favorable autour du patient.

4. La Dimension Spirituelle

- **Sens et but** : Discuter des croyances et des valeurs des patients pour comprendre comment la maladie impacte leur sens de la vie et leurs aspirations.
- **Pratiques spirituelles** : S'informer et respecter les pratiques religieuses ou spirituelles des patients qui peuvent influencer leur perception de la maladie et leur processus de guérison.

5. La Dimension Psychologique

- **Compréhension de la maladie** : Assurer une éducation continue sur la maladie pour permettre au patient de mieux comprendre et gérer son affection.
- **Estime de soi et identité** : Soutenir le patient dans les moments où l'affection rhumatismale peut affecter son image corporelle et son identité.

L'approche holistique en rhumatologie va bien au-delà de la simple prise en charge des symptômes. Elle englobe toutes les facettes de l'existence humaine pour offrir une prise en charge complète et personnalisée. En adoptant cette approche, l'infirmier en rhumatologie affirme son engagement à traiter chaque patient comme un individu unique avec ses propres besoins, aspirations et défis, assurant ainsi des soins véritablement centrés sur le patient.

Collaboration interdisciplinaire pour une prise en charge globale

La collaboration interdisciplinaire en rhumatologie est plus qu'un simple luxe ; elle est essentielle pour offrir une prise en charge globale aux patients. Dans le vaste écosystème des soins de santé, la médecine ne se limite pas à un seul professionnel, à une seule expertise ou à une seule perspective. Chaque malade, avec ses symptômes complexes et ses besoins individuels, nécessite une équipe soudée de professionnels diversifiés pour l'accompagner dans son parcours de soin.

Imaginez la rhumatologie comme une toile complexe. L'infirmier y joue un rôle central, agissant souvent comme le lien entre le patient et le reste de l'équipe médicale. Mais autour de lui gravitent de nombreuses autres compétences : le médecin rhumatologue, bien sûr, mais aussi le kinésithérapeute, le physiothérapeute, le psychologue, le diététicien, et parfois même des spécialistes tels que des chirurgiens orthopédiques ou des neurologues.

Cette collaboration est cruciale car chaque professionnel apporte sa pierre à l'édifice. L'infirmier, par exemple, possède une connaissance approfondie des symptômes du patient, de ses traitements et de son quotidien. Il peut donc fournir des informations essentielles au kinésithérapeute pour ajuster les exercices de rééducation, ou au psychologue pour aborder les défis émotionnels auxquels le patient est confronté.

De même, la collaboration avec le diététicien peut être fondamentale. Certaines affections rhumatismales peuvent être influencées par le régime alimentaire, et l'association d'un suivi diététique à un traitement médical peut offrir des résultats optimaux.

Mais la collaboration interdisciplinaire ne concerne pas uniquement les interactions entre professionnels. Elle englobe également la relation avec le patient, qui doit être considéré comme un membre actif de l'équipe soignante. Après tout, c'est lui qui vit avec la maladie au quotidien. C'est lui qui ressent la douleur, qui gère les effets secondaires des médicaments, qui cherche des moyens de s'adapter et de surmonter ses limitations. En intégrant le patient dans ce processus collaboratif, l'équipe peut bénéficier de son expérience unique, de ses feedbacks et, surtout, assurer des soins réellement centrés sur le patient.

En fin de compte, la collaboration interdisciplinaire en rhumatologie est une danse délicate, où chaque professionnel apporte son expertise unique, mais où tous œuvrent ensemble, en harmonie, pour le bien-être du patient. C'est une vision moderne des soins médicaux, qui reconnaît que la complexité des maladies rhumatismales nécessite une prise en charge tout aussi complexe et nuancée. Et c'est grâce à cette collaboration que l'on peut offrir aux patients une vie plus saine, plus équilibrée et plus épanouissante.

Chapitre 21 :
RÉSEAUX DE SOINS ET
PARCOURS DE SANTÉ

Naviguer dans le système de santé

Naviguer dans le système de santé est souvent comparé à traverser un labyrinthe. Avec ses couloirs interconnectés, ses impasses, ses zones floues et ses codes non écrits, il peut être déroutant, même pour ceux qui y travaillent. Pour les patients, en particulier ceux qui font face à des maladies chroniques comme les affections rhumatismales, cette complexité peut sembler accablante. C'est là que l'infirmier, agissant souvent comme une boussole, peut jouer un rôle clé.

Dès les premiers symptômes, le voyage d'un patient commence généralement par une visite chez un médecin généraliste. Si la rhumatologie est suspectée, une orientation vers un spécialiste sera nécessaire. Mais, comment choisir le bon spécialiste? Comment accéder aux soins appropriés dans des délais raisonnables? Comment comprendre le jargon médical et les différentes options thérapeutiques proposées? Et surtout, comment coordonner le tout?

L'infirmier en rhumatologie, grâce à sa position centrale dans la chaîne de soins, a une vue d'ensemble qui peut s'avérer précieuse. Il est à même de guider le patient à travers les étapes de diagnostic, d'orientation vers d'autres spécialistes, de procédures d'imagerie ou d'analyses de laboratoire. Il peut également faciliter l'accès aux ressources complémentaires, qu'il s'agisse de physiothérapie, de soutien psychologique ou de groupes de parole.

Mais naviguer dans le système de santé, ce n'est pas seulement s'y retrouver médicalement parlant. C'est aussi comprendre les aspects administratifs et financiers. Comment fonctionnent les remboursements? Quelles sont les démarches à effectuer pour obtenir une prise en charge? Comment gérer les périodes d'incapacité de travail? Là encore, l'infirmier peut apporter des réponses, ou du moins orienter vers les bons interlocuteurs.

Enfin, la navigation ne s'arrête pas à l'intérieur des murs de l'hôpital ou du cabinet médical. Avec l'évolution de la télémédecine, des soins à domicile ou des dispositifs d'auto-surveillance, le système de santé s'étend bien au-delà. L'infirmier peut ainsi aider à configurer des dispositifs médicaux, à comprendre le fonctionnement d'une plateforme en ligne, ou encore à optimiser le suivi à distance.

Dans ce paysage médical en constante évolution, où les innovations technologiques côtoient des défis organisationnels et humains, l'infirmier se révèle être un phare, un guide rassurant pour le patient. Il ne se contente pas de soigner : il accompagne, explique, rassure et facilite. En permettant à chaque patient de naviguer sereinement dans le système de santé, il joue un rôle essentiel dans l'expérience de soin et, in fine, dans l'issue médicale.

Rôle central de l'infirmier dans la coordination des soins

L'hôpital ou la clinique moderne est un écosystème complexe où plusieurs spécialités se croisent, où des technologies de pointe s'alignent avec des traitements traditionnels, et où chaque patient présente un ensemble unique de besoins et de défis. Dans cette mosaïque en constante évolution, l'infirmier est plus qu'un simple exécutant : il est le véritable chef d'orchestre des soins du patient.

Dès l'admission du patient, c'est souvent l'infirmier qui est le premier point de contact. Il évalue la situation, identifie les besoins urgents, et trace une première carte du parcours de soins. Cette évaluation initiale n'est pas seulement médicale. Elle englobe également des dimensions psychologiques, sociales et parfois même financières. L'infirmier doit avoir une approche holistique de la situation, un regard à 360°.

Une fois cette évaluation réalisée, l'infirmier joue un rôle clé dans la mise en place et le suivi du plan de soins. Il coordonne les interventions des différents spécialistes, s'assure de la disponibilité des ressources nécessaires, et garantit la continuité des soins lors des transitions entre différents services ou entre l'hôpital et le domicile. Sa position centrale lui permet de voir au-delà des silos et d'agir comme un lien entre les multiples facettes du parcours de soins.

Cette coordination est d'autant plus cruciale pour les patients atteints de maladies chroniques, comme c'est souvent le cas en rhumatologie. Ces patients ont besoin d'une prise en charge multidisciplinaire, impliquant parfois des spécialistes en rééducation, des nutritionnistes, des psychologues, et bien d'autres. L'infirmier veille à ce que toutes ces pièces du puzzle s'emboîtent parfaitement.

Mais la coordination ne s'arrête pas à la gestion des soins médicaux. Elle englobe également l'éducation du patient et de sa famille, la gestion des médicaments, le suivi des effets secondaires, la planification des sorties, et la mise en place de supports post-hospitaliers. Chaque détail compte, et c'est l'infirmier qui veille à ne rien laisser au hasard.

Ce rôle de coordinateur demande une grande adaptabilité, une capacité à communiquer efficacement avec une variété d'interlocuteurs, et un sens aigu de l'organisation. Mais plus que tout, il requiert une profonde empathie pour le patient, une volonté constante de placer ses besoins et son bien-être au centre de toutes les décisions.

Dans la symphonie complexe de la médecine moderne, si les médecins, les techniciens et les autres spécialistes sont les musiciens, l'infirmier est le chef d'orchestre, celui qui assure que chaque note est jouée à la perfection, en harmonie, pour le bien-être du patient.

Collaborations avec les structures de réadaptation, centres spécialisés, et autres

L'univers de la santé ne se limite pas aux murs de l'hôpital ou de la clinique. Bien au-delà, un réseau entier d'institutions, de centres spécialisés et d'organismes de soutien travaillent en concert pour offrir une prise en charge complète et holistique aux patients. Dans ce vaste écosystème, la collaboration entre l'infirmier et ces différentes structures est essentielle pour garantir une continuité des soins et une qualité de vie optimale pour le patient.

Les **centres de réadaptation** jouent un rôle prépondérant, notamment pour les patients souffrant d'affections rhumatismales sévères. Ces établissements sont conçus pour aider les patients à retrouver ou à maintenir une autonomie fonctionnelle. L'infirmier, en tant que coordinateur de soins, travaille en étroite collaboration avec ces centres. Il s'assure que le passage du patient de l'hôpital au centre se fait sans heurts, que les informations médicales sont correctement transmises, et que le suivi médical reste cohérent.

Les **centres spécialisés**, qu'ils soient dédiés à la prise en charge de la douleur, à la kinésithérapie ou à d'autres formes de thérapies, sont également des alliés essentiels. L'infirmier doit bien connaître le panorama de ces structures dans sa région pour orienter au mieux le patient. Cette connaissance lui permet également de veiller à ce que les interventions de ces centres s'intègrent harmonieusement dans le plan global de soins.

En outre, il existe d'autres structures, souvent moins formelles, mais tout aussi importantes dans le parcours de soin. Il peut s'agir d'**associations de patients**, de groupes de soutien ou même d'ateliers thérapeutiques. Ces structures offrent souvent une aide précieuse pour aider les patients à gérer les aspects psychosociaux de leur maladie. L'infirmier, grâce à son rôle central et à son contact direct avec le patient, est souvent le mieux placé pour identifier le besoin de ce type d'accompagnement et pour mettre le patient en relation avec les bonnes structures.

Enfin, la collaboration ne s'arrête pas à la coordination. Elle est également une opportunité pour l'infirmier de se former, d'échanger sur les meilleures pratiques, et de rester à la pointe des évolutions dans le domaine. Participer à des ateliers, des séminaires ou même à des journées portes ouvertes organisées par ces centres lui permet d'enrichir continuellement ses connaissances.

Dans une ère où la médecine est de plus en plus spécialisée et où le parcours de soin se complexifie, la capacité de l'infirmier à naviguer efficacement entre ces différentes structures, à établir des partenariats solides et à collaborer de manière transparente est un atout majeur. C'est cette collaboration qui garantit au patient une prise en charge globale, où chaque aspect de sa santé et de son bien-être est pris en compte.

Chapitre 22 :
PERSPECTIVES INTERNATIONALES

Pratique infirmière en rhumatologie à travers le monde

La pratique infirmière, tout en conservant des fondamentaux universels, varie considérablement d'un pays à l'autre, influencée par la culture, l'économie, les systèmes de santé, l'éducation et les réglementations professionnelles. La rhumatologie ne fait pas exception à cette règle. Explorer la pratique infirmière en rhumatologie à travers le monde permet non seulement de comprendre ces variations, mais aussi de s'inspirer des meilleures pratiques internationales.

Amérique du Nord : Aux **États-Unis** et au **Canada**, la formation infirmière est très structurée avec des spécialisations possibles, dont la rhumatologie. La prise en charge est fortement axée sur le modèle bio-psychosocial, mettant l'accent sur l'individu dans son ensemble. Les infirmiers spécialisés en rhumatologie peuvent prescrire des médicaments dans certains états ou provinces et jouent un rôle actif dans la recherche clinique.

Europe : La **Grande-Bretagne** est l'un des leaders en matière de formation spécialisée pour les infirmiers en rhumatologie. Les infirmiers y jouent un rôle central dans la gestion des maladies rhumatismales, notamment dans la surveillance des traitements biologiques. En **Scandinavie**, l'accent est mis sur la qualité de vie des patients grâce à des interventions basées sur des preuves, notamment en matière de réadaptation.

Afrique : Dans de nombreux pays africains, la rhumatologie est une spécialité naissante. Les ressources y sont souvent limitées, mais la nécessité d'une prise en charge adéquate des maladies rhumatismales est croissante. Les infirmiers y jouent un rôle crucial en matière d'éducation et de prévention, particulièrement face à des maladies comme l'arthrite juvénile.

Asie : En **Chine** ou en **Inde**, la prise en charge des maladies rhumatismales intègre souvent des approches traditionnelles et modernes. Les infirmiers sont formés à ces deux paradigmes, leur permettant de fournir des soins holistiques. Ils sont également essentiels pour sensibiliser les populations aux affections rhumatismales, encore souvent méconnues.

Amérique Latine : Avec une croissance rapide des structures de santé, des pays comme le **Brésil** ou l'**Argentine** voient l'émergence de pratiques infirmières spécialisées, dont la rhumatologie. La sensibilisation aux maladies rhumatismales et la formation continue sont des enjeux clés.

Océanie : En **Australie** et en **Nouvelle-Zélande**, les infirmiers spécialisés en rhumatologie sont intégrés dans des équipes multidisciplinaires et jouent un rôle important dans la prise en charge à long terme des patients, notamment auprès des populations autochtones.

Ces variations globales mettent en lumière l'importance d'un échange international sur les pratiques infirmières. Que ce soit par le biais de conférences, d'associations professionnelles ou de programmes d'échanges, il est essentiel pour les infirmiers de partager leurs connaissances et expériences pour améliorer continuellement la prise en charge des patients atteints de maladies rhumatismales à travers le monde.

Échanges et formations à l'étranger

L'évolution constante du monde médical exige des professionnels de santé une mise à jour continue de leurs connaissances. Pour les infirmiers en rhumatologie, l'opportunité d'effectuer des échanges et des formations à l'étranger représente une chance inestimable d'enrichir leurs compétences, d'élargir leurs horizons et de partager leurs propres expériences.

Pourquoi se former à l'étranger ?
L'environnement médical varie grandement d'un pays à l'autre, influencé par la culture, le système de santé, la recherche et les approches thérapeutiques. Un échange ou une formation à l'étranger permet :

L'Acquisition de Nouvelles Compétences : Certains pays peuvent avoir des approches novatrices ou des techniques spécifiques non encore adoptées dans le pays d'origine de l'infirmier.

La Découverte de Nouveaux Contextes : Comprendre comment les soins de santé sont dispensés dans différentes cultures et systèmes peut apporter une nouvelle perspective à la pratique quotidienne.

La Promotion du Partage des Connaissances : Les infirmiers peuvent partager leurs propres expériences et meilleures pratiques avec leurs collègues internationaux.

Comment organiser un échange ou une formation ?

Associations Professionnelles : De nombreuses associations d'infirmiers proposent des programmes d'échange et des partenariats avec d'autres pays.

Institutions Académiques : Les universités et les écoles infirmières offrent souvent des programmes d'études à l'étranger ou des opportunités de stages internationaux.

Bourses et Subventions : Des organismes tels que l'OMS ou d'autres fondations offrent des financements pour des formations ou des projets à l'étranger.

Réseaux Professionnels : Les collègues et mentors peuvent être d'excellentes sources de recommandations et de contacts pour organiser un échange.

Maximiser l'expérience

Préparation Culturelle : Avant le départ, il est essentiel de se familiariser avec la culture et les coutumes du pays hôte.

Langue : Même si l'anglais est souvent la langue médicale universelle, la connaissance de la langue locale peut enrichir l'expérience.

Journal de Réflexion : Tenir un journal peut aider à synthétiser les apprentissages et les observations, qui peuvent ensuite être partagés ou utilisés pour des travaux de recherche.

Restez Ouvert d'Esprit : Chaque expérience est unique. Aborder l'échange avec une attitude d'apprentissage et d'ouverture permettra de maximiser les bénéfices.

Les échanges et formations à l'étranger peuvent transformer la carrière d'un infirmier en rhumatologie. Ces expériences offrent une vision enrichie de la médecine, des nouvelles compétences et une meilleure compréhension de la diversité et de la complexité des soins de santé à l'échelle mondiale.

Collaborations internationales et initiatives de santé globale

L'univers de la médecine est vaste, complexe, et interconnecté. Dans un monde globalisé, les défis de la santé transcendent les frontières nationales, et il en va de même pour les solutions. La rhumatologie, en tant que discipline médicale, n'échappe pas à cette réalité. Les collaborations internationales et les initiatives de santé globale jouent un rôle majeur dans l'avancement de la rhumatologie, offrant des opportunités sans précédent pour la recherche, la formation, et la prise en charge des patients.

L'Interdépendance de la Santé Globale
Les maladies rhumatismales sont universelles. Qu'il s'agisse de la polyarthrite rhumatoïde en Europe ou de la goutte en Asie, ces affections touchent des personnes de toutes les régions et de toutes les cultures. Cette ubiquité souligne l'importance d'une approche globale : apprendre d'autres systèmes de santé, partager des connaissances et créer des synergies pour améliorer les soins pour tous.

La Richesse des Collaborations Internationales
La collaboration internationale est un pilier de la progression médicale. Elle permet :

Échange de Connaissances : Chaque pays, avec ses propres recherches et expériences cliniques, a des leçons à partager. Cette mutualisation permet d'optimiser les protocoles de traitement et d'introduire de nouvelles perspectives.

Accès à des Ressources Partagées : Certains pays peuvent disposer de technologies ou de bases de données inaccessibles ailleurs, rendant la collaboration cruciale pour certaines études ou recherches.

Standardisation des Soins : La collaboration peut conduire à des protocoles internationaux, garantissant une qualité de soins constante, peu importe le lieu.

Les Initiatives de Santé Globale

Au-delà des collaborations ponctuelles, de grandes initiatives de santé globale voient le jour, avec des objectifs précis. Que ce soit l'OMS lançant une campagne pour la prise en charge de l'arthrose dans les pays en développement ou des coalitions internationales pour la recherche sur le lupus, ces initiatives ont un impact majeur. Elles permettent de mobiliser des fonds, de coordonner des efforts de recherche et de sensibiliser le public à l'importance des maladies rhumatismales.

Vers un Futur Collaboratif

À l'ère de la communication instantanée et de la mobilité, les frontières entre les nations s'estompent, du moins en ce qui concerne la médecine. Pour les professionnels de la rhumatologie, cela signifie une chance unique d'apprendre, de partager et de collaborer. Ces collaborations et initiatives ne sont pas seulement bénéfiques pour les professionnels impliqués, mais surtout pour les patients à travers le monde, qui bénéficient directement des avancées réalisées grâce à ces efforts conjugués.

En fin de compte, la santé globale et les collaborations internationales ne sont pas qu'une question de médecine. Elles reflètent une volonté commune de voir au-delà des frontières, de comprendre que l'humanité est liée par des défis communs, et que c'est ensemble, en unissant nos forces, que nous trouverons les solutions les plus efficaces.

Chapitre 23 :
SE PRÉPARER POUR L'AVENIR : TENDANCES ET INNOVATIONS

Les nouvelles technologies en rhumatologie

La rhumatologie, tout comme d'autres domaines médicaux, est témoin d'une révolution technologique qui modifie la manière dont les soins sont prodigués et transforme le paysage de la recherche clinique. L'introduction de nouvelles technologies a ouvert la voie à des diagnostics plus précis, à des traitements personnalisés et à une meilleure qualité de vie pour les patients.

L'Imagerie Avancée
Les progrès en matière d'imagerie ont grandement bénéficié à la rhumatologie. Des machines telles que l'IRM à haute résolution et l'échographie musculo-squelettique permettent une visualisation plus détaillée des articulations et des tissus mous, aidant au diagnostic précoce et à la surveillance des maladies.

La Télémédecine
Avec la montée de la télémédecine, les consultations virtuelles sont devenues une réalité pour de nombreux patients rhumatismaux, en particulier ceux vivant dans des zones éloignées. Cela facilite l'accès aux spécialistes et assure un suivi régulier sans nécessité de déplacements fréquents.

Les Applications et Wearables
De nombreuses applications mobiles dédiées à la rhumatologie ont vu le jour. Elles permettent aux patients

de suivre leurs symptômes, leurs médicaments et leurs exercices. Les dispositifs portables, tels que les montres intelligentes, peuvent surveiller l'activité physique, le sommeil et d'autres paramètres pertinents pour les patients rhumatismaux.

La Thérapie Génique et la Médecine Personnalisée
La compréhension de la génétique des maladies rhumatismales s'est considérablement développée. Des thérapies géniques ciblées sont en cours d'étude pour traiter certaines affections. Avec le séquençage génétique, il est possible d'adapter les traitements au profil génétique individuel du patient.

La Réalité Virtuelle
La réalité virtuelle offre des opportunités passionnantes, notamment dans la rééducation. Les patients peuvent utiliser des casques VR pour suivre des programmes d'exercices immersifs, facilitant ainsi la réhabilitation et la gestion de la douleur.

L'Intelligence Artificielle
L'IA peut être utilisée pour analyser des bases de données massives, pour prédire les poussées de maladie, pour recommander des traitements ou pour aider au diagnostic en examinant les images médicales.

La rhumatologie est à l'aube d'une nouvelle ère, marquée par l'innovation technologique. Ces avancées promettent non seulement d'améliorer la prise en charge des patients mais aussi d'apporter de nouvelles réponses à des questions anciennes. Alors que la technologie continue d'évoluer à un rythme rapide, les professionnels de la santé et les patients sont appelés à s'adapter et à embrasser ces changements, pour une médecine rhumatologique toujours plus précise et personnalisée.

La recherche et l'évolution des soins

La rhumatologie, malgré son ancrage historique profond, est un domaine en constante évolution. L'intérêt croissant pour les maladies rhumatismales a généré une recherche dynamique et une transformation radicale des soins aux patients. Cette quête inlassable d'amélioration nous rappelle que la médecine, dans son essence, est une discipline vivante, adaptable et résiliente.

Du Stéthoscope à la Biotechnologie

L'histoire de la rhumatologie nous montre comment nous sommes passés de simples auscultations et observations cliniques à l'usage de biotechnologies avancées. Aujourd'hui, grâce à la recherche, nous disposons de médicaments biologiques ciblés, capables d'agir précisément sur les mécanismes pathologiques de certaines maladies.

Les Essais Cliniques : La Lumière au Bout du Tunnel

Les essais cliniques sont le pilier de l'évolution des soins. Ils permettent d'évaluer l'efficacité et la sécurité des nouvelles interventions. Les récentes avancées, comme les inhibiteurs de JAK ou les anticorps anti-IL-17, sont le fruit de décennies d'essais cliniques rigoureux.

Le Microbiome : Une Nouvelle Frontière

La recherche sur le microbiome intestinal a révélé des liens surprenants entre nos bactéries intestinales et les maladies rhumatismales. La modulation de ce microbiome pourrait un jour ouvrir la voie à des traitements innovants.

La Place du Patient dans la Recherche

L'évolution des soins ne concerne pas seulement les médicaments ou les technologies, mais aussi la manière dont les patients sont impliqués dans leur propre traitement. L'ère moderne reconnaît l'importance de la perspective du patient, en intégrant leurs voix dans la conception des essais cliniques et l'évaluation des résultats.

L'Interdisciplinarité : Joindre les Forces
Le traitement des maladies rhumatismales ne repose pas uniquement sur le rhumatologue. L'approche multidisciplinaire, englobant kinésithérapeutes, psychologues, diététiciens et autres, est essentielle pour une prise en charge globale.

Perspectives d'Avenir
Avec les progrès technologiques, l'avenir de la rhumatologie semble lumineux. L'intelligence artificielle, la thérapie génique, ou même la nanotechnologie pourraient révolutionner le diagnostic et le traitement.

La recherche en rhumatologie est une aventure collective, une danse entre scientifiques, médecins, patients et systèmes de santé. Elle vise à offrir de meilleures options thérapeutiques, une meilleure qualité de vie, et un jour, peut-être, la guérison. L'évolution des soins est le témoignage de notre détermination à mieux comprendre, mieux traiter et mieux vivre avec les maladies rhumatismales.

Se former en continu : l'importance de la formation post-grade

Dans le ballet incessant de la médecine moderne, la constante évolution des connaissances et des techniques exige de chaque professionnel de santé une quête inlassable de formation. Bien loin des bancs de l'université, c'est sur le terrain, au cœur de la pratique quotidienne, que l'infirmier en rhumatologie est confronté à des cas complexes, à des innovations thérapeutiques ou à des situations éthiques inédites. Face à ces défis, la formation post-grade se présente non seulement comme une boussole, mais aussi comme une lanterne éclairant la voie de l'excellence clinique.

Un Outil d'Adaptation à l'Ère Moderne

Si la formation initiale dote l'infirmier des compétences fondamentales, c'est la formation post-grade qui l'arme face aux avancées rapides de la médecine. Dans une ère où la biotechnologie, la génomique et les approches personnalisées révolutionnent les soins, se tenir informé devient une nécessité vitale. À travers des ateliers, des conférences ou des simulations, cette formation continue permet d'intégrer de nouvelles pratiques, d'adopter des outils innovants et de maîtriser des protocoles récents.

Tisser des Liens au Sein de la Communauté Médicale

La formation post-grade, c'est aussi l'occasion de tisser et de renforcer des liens au sein de la communauté médicale. Les échanges avec des pairs, des mentors ou des experts d'autres disciplines enrichissent la pratique infirmière, créant une synergie interprofessionnelle bénéfique pour le patient.

S'affirmer Comme Acteur du Système de Santé

Au-delà de la simple acquisition de compétences, se former en continu est un acte militant. C'est l'affirmation du rôle central de l'infirmier comme acteur éclairé et responsable du système de santé. Par sa formation continue, il revendique sa place à la table des décideurs, affirmant son expertise et sa volonté d'œuvrer pour le bien-être de ses patients.

L'importance de la formation post-grade réside dans sa capacité à accompagner l'infirmier dans son évolution professionnelle, à affiner son jugement clinique et à enrichir sa palette de compétences. Dans le monde complexe et en mutation rapide de la rhumatologie, elle représente un phare, guidant l'infirmier vers une pratique toujours plus pertinente, empathique et efficace. En fin de compte, se former en continu, c'est embrasser pleinement la vocation profonde de l'infirmier : celle de prendre soin, d'apprendre et de grandir, chaque jour, aux côtés de ceux qu'il sert.

Chapitre 24 :
CONCLUSION

Réflexion sur le parcours de l'infirmier en rhumatologie

Lorsque l'on évoque le métier d'infirmier en rhumatologie, on pense souvent à la prise en charge médicale, aux soins prodigués, aux interactions avec les patients. Mais le parcours de ces professionnels de santé est bien plus riche et complexe qu'il n'y paraît, marqué par un mélange unique de sciences, d'humanité, de défis et d'accomplissements. Naissance d'une Passion

Le chemin vers la rhumatologie n'est pas toujours direct. Certains y sont guidés par des expériences personnelles, ayant vu un proche souffrir d'une affection rhumatismale. D'autres sont attirés par la complexité des maladies du système musculo-squelettique et la possibilité de changer concrètement la vie des patients. La découverte de cette spécialité peut survenir lors d'une rotation clinique pendant les études, ou plus tard, après plusieurs années d'exercice dans un autre domaine.

L'Apprentissage au Cœur de la Pratique
Le monde de la rhumatologie est en perpétuelle évolution. Les infirmiers y apprennent sans cesse, que ce soit à travers des formations formelles ou au contact des patients. Chaque patient est une leçon, un puzzle unique avec ses symptômes, son vécu, ses attentes. Ce sont ces interactions qui renforcent l'expertise de l'infirmier, tout en nourrissant sa compassion et son humanité.

Des Défis Multidimensionnels
Le rôle de l'infirmier en rhumatologie est jalonné de défis. Au-delà des symptômes physiques, ils doivent souvent naviguer dans les eaux tumultueuses des émotions des patients, aider à gérer la douleur chronique, les anxiétés et les dépressions souvent associées. Mais ces défis sont aussi une source de croissance personnelle et professionnelle.

Des Moments de Grâce
Les moments d'accomplissement sont nombreux. Voir un patient retrouver sa mobilité, participer à la gestion de la douleur ou simplement établir une connexion humaine lors d'un rendez-vous, sont autant de petites victoires. Ces moments sont des rappels puissants de l'impact tangible que peut avoir l'infirmier sur la vie des patients.

Vers l'Avenir : Un Rôle Évolutif
À mesure que la médecine progresse, le rôle de l'infirmier en rhumatologie évolue également. Avec l'avènement des biotechnologies, de l'intelligence artificielle et de la télémédecine, les infirmiers sont appelés à s'adapter, à apprendre et à intégrer de nouveaux outils et méthodes.

Le parcours de l'infirmier en rhumatologie est une aventure constante, faite de défis, d'apprentissages, de relations humaines profondes et d'évolutions. Il illustre parfaitement la fusion de la science et de l'humanité, démontrant que dans le cœur de la médecine moderne, ce sont les liens humains qui demeurent les plus précieux et les plus impactants.

Encouragements et perspectives pour les infirmiers novices

Se lancer dans la profession d'infirmier en rhumatologie, c'est entreprendre un voyage passionnant à la croisée de la science, de l'empathie et du dévouement. Pour les novices, l'avenir offre à la fois des défis et des opportunités, mais avec le bon état d'esprit, chaque obstacle peut devenir une occasion d'apprentissage et de croissance.

La **Valeur de l'Expérience Initiale**
Les premières étapes de la carrière d'infirmier peuvent être à la fois stimulantes et écrasantes. Chaque jour apporte de nouvelles découvertes, de nouvelles responsabilités et des situations inattendues. C'est dans ces moments cruciaux que se forge le caractère. L'expérience, bien que parfois difficile, est la pierre angulaire de la compétence et de la confiance.

Apprendre à Travers les Challenges
La rhumatologie, avec sa vaste gamme de maladies et de symptômes, présente une courbe d'apprentissage raide. Mais chaque patient, chaque symptôme, chaque interaction est une chance d'en apprendre davantage. Ces défis sont en réalité des opportunités déguisées, des moments d'apprentissage qui enrichissent la pratique professionnelle.

Le Soutien de la Communauté Médicale
Les infirmiers novices ne sont jamais seuls. La communauté médicale, composée de collègues, de mentors et de spécialistes, est une ressource précieuse. Ils sont encouragés à poser des questions, à chercher des conseils et à s'appuyer sur cette communauté pour naviguer dans les complexités de la rhumatologie.

Une Époque d'Innovations

Jamais auparavant la médecine n'avait connu une telle période d'innovation rapide. De nouvelles thérapies, techniques et technologies émergent constamment, offrant aux infirmiers de nouvelles façons d'améliorer la vie de leurs patients. C'est une époque passionnante pour rejoindre le domaine.

La Gratification de Faire une Différence

Au cœur de la profession se trouve le désir d'aider, de soigner et de soutenir. La gratification de voir un patient se rétablir, d'alléger sa douleur ou simplement d'apporter un peu de réconfort lors d'une journée difficile est inégalée.

Perspectives d'Avenir

Avec l'évolution constante de la médecine, les infirmiers ont devant eux un monde d'opportunités. Que ce soit par le biais de spécialisations supplémentaires, de la recherche, de l'enseignement ou de rôles de leadership, les horizons sont vastes.

À tous les infirmiers débutants en rhumatologie, gardez la passion, la curiosité et l'empathie toujours vives. Chaque étape, chaque défi est un pas vers un avenir prometteur, enrichissant et profondément satisfaisant. Vous avez choisi une voie noble, et le voyage qui vous attend est l'un des plus gratifiants qui soit.

Glossaire des termes médicaux

A

Anamnèse : Recueil des antécédents et des symptômes d'un patient, généralement à travers un entretien.

B

Biopsie : Prélèvement d'un petit échantillon de tissu pour examen microscopique.

C

Corticostéroïdes : Médicaments utilisés pour réduire l'inflammation.

D

Dysplasie : Anomalie du développement ou de la maturation des cellules.

E

Érythème : Rougeur de la peau causée par la dilatation des capillaires.

F

Fibromyalgie : Affection caractérisée par des douleurs musculaires et des points douloureux.

G

Gonarthrose : Arthrose du genou.

H

Hématome : Accumulation de sang dans un tissu à la suite d'une hémorragie.

I

Inflammation : Réaction de l'organisme à une agression, caractérisée par une rougeur, une chaleur, un gonflement et une douleur.

J

Janus kinase (JAK) : Famille d'enzymes impliquée dans la signalisation cellulaire et ciblée par certains médicaments antirhumatismaux.

K

Kyste : Poche remplie de liquide ou d'autres substances dans le corps.

L

Lupus érythémateux disséminé (LED) : Maladie auto-immune qui affecte plusieurs organes et systèmes.

M

Myopathie : Affection des muscles, souvent associée à une faiblesse.

N

Nécrose : Mort d'un tissu dans le corps.

O

Ostéoporose : Diminution de la densité osseuse, rendant les os plus fragiles.

P

Polyarthrite rhumatoïde (PR) : Maladie inflammatoire chronique affectant principalement les articulations.

Q

Quiescence : État de repos ou d'inactivité, souvent utilisé pour décrire l'absence d'activité de la maladie.

R

Rhumatismes : Terme général désignant les affections douloureuses des articulations et des tissus musculosquelettiques.

S

Spondylarthrite ankylosante (SA) : Maladie inflammatoire chronique affectant principalement la colonne vertébrale.

T

Tendinite : Inflammation d'un tendon.

U

Ultrasonographie : Technique d'imagerie utilisant des ondes sonores pour visualiser les structures internes.

V

Vasculite : Inflammation des parois des vaisseaux sanguins.

W

Widal : Test de diagnostic pour la fièvre typhoïde.

X

Xérostomie : Sécheresse buccale.

Y

Yoga : Pratique qui combine postures, respiration et méditation, souvent utilisée comme thérapie complémentaire en rhumatologie.

Z

Zona : Infection virale causée par le virus varicelle-zona, caractérisée par une éruption douloureuse.

Ceci n'est qu'un exemple de glossaire et est loin d'être exhaustif. De nombreux autres termes médicaux sont utilisés en rhumatologie et dans le domaine médical en général.

Ressources et lectures complémentaires

Livres:

"Rheumatology Secrets" par Sterling West - Ce livre offre une approche sous forme de questions-réponses sur les aspects essentiels de la rhumatologie.

"Kelley and Firestein's Textbook of Rheumatology" par Gary S. Firestein et al. - Un guide complet sur la rhumatologie, largement reconnu dans le milieu médical.

"Oxford Handbook of Rheumatology" par Alan Hakim, Gavin Clunie, et Inam Haq - Une ressource pratique pour les cliniciens en déplacement.

Journaux et revues:

"Arthritis & Rheumatology" - Un journal mensuel avec des articles de recherche, des études de cas et des revues sur les dernières avancées en rhumatologie.

"Rheumatology International" - Publie des articles sur le diagnostic, le traitement et la gestion des maladies rhumatismales.

Organisations professionnelles:

American College of Rheumatology (ACR) - Offre des ressources pour les professionnels, ainsi que des informations pour le grand public.

European League Against Rheumatism (EULAR) - Propose des recommandations, des directives, et des ressources de formation pour les professionnels de la santé en Europe.

Sites Web:

RheumaKnowledgy - Une plateforme en ligne pour l'éducation et la formation en rhumatologie.

- **Rheumatology.org (site de l'ACR)** - Propose des ressources éducatives, des actualités, et des informations sur les événements à venir.
- Applications mobiles:
  - **Rheum Toolbox** - Une application pour les médecins et les étudiants en médecine, contenant des calculatrices, des critères diagnostiques et des outils de gestion.
- Podcasts et Webinaires:
  - **"The Rheumatology Podcast"** - Discussions sur les tendances actuelles, les défis et les avancées en rhumatologie.
  - **Webinaires de l'ACR** - Séances éducatives sur divers sujets liés à la rhumatologie.
- Conférences et Formations:
  - **Rheumatology Annual Meeting** - Une conférence annuelle offrant des sessions éducatives, des ateliers et des présentations sur les recherches récentes.
- Ressources pour les patients:
  - **Arthritis Foundation** - Propose des informations, des ressources et du soutien pour les personnes atteintes d'arthrite et d'autres maladies rhumatismales.

Les professionnels de la santé et les étudiants en médecine intéressés par la rhumatologie peuvent explorer ces ressources pour approfondir leurs connaissances, rester à jour avec les dernières recherches et avancées, et fournir des soins de qualité à leurs patients.

Livres :

"Rhumatologie Clinique" par Alain Saraux et Valérie Devauchelle-Pensec – Un guide clinique offrant un panorama des pathologies rhumatologiques.

"Rhumatologie pour le praticien" par Frédéric Lioté - Un ouvrage axé sur les cas pratiques, idéal pour la formation continue des professionnels de santé.

"Traité de Rhumatologie" par André Kahan et Olivier Meyer – Une ressource exhaustive sur la rhumatologie, reconnue dans la francophonie.

Journaux et revues :

"Revue du Rhumatisme" - Un journal mensuel proposant des articles de recherche, des revues thématiques et des mises au point sur la rhumatologie.

"Rhumatologie Pratique" - Une revue axée sur les aspects pratiques de la prise en charge des pathologies rhumatologiques.

Organisations professionnelles :

Société Française de Rhumatologie (SFR) - Offre des ressources, des recommandations et des formations pour les rhumatologues francophones.

Sites Web :

Rhumatologie-en-pratique.com - Une plateforme offrant des actualités, des dossiers thématiques et des ressources éducatives en rhumatologie.

Site de la SFR - Propose des informations sur les congrès, des actualités scientifiques et des ressources pour les professionnels.

Applications mobiles :

ToolRhumato - Une application pour les professionnels de la rhumatologie avec des outils d'aide à la décision, des scores et des critères diagnostiques.

Podcasts et Webinaires :

"Parlons Rhumatologie" - Une série de podcasts abordant les différents aspects et défis de la rhumatologie moderne.

Webinaires de la SFR - Séances éducatives sur divers sujets liés à la rhumatologie.

Conférences et Formations :

Congrès Français de Rhumatologie - Une conférence annuelle réunissant des experts et des praticiens pour échanger sur les avancées en rhumatologie.

Ressources pour les patients :

Association Française de Lutte Anti-Rhumatismale (AFLAR) - Propose des informations, des ressources et du soutien pour les patients souffrant de maladies rhumatologiques.

Les professionnels de la santé francophones peuvent explorer ces ressources pour approfondir leurs connaissances, se tenir informés des dernières recherches et avancées, et offrir une prise en charge optimale à leurs patients.

Outils d'évaluation
et grilles d'observation

La rhumatologie, comme de nombreuses spécialités médicales, s'appuie sur une gamme d'outils d'évaluation et de grilles d'observation pour aider à la fois au diagnostic et à la surveillance des pathologies. Ces instruments sont essentiels pour une évaluation objective, standardisée et répétable des patients.

Échelles d'évaluation de la douleur :

Échelle Visuelle Analogique (EVA) : Permet au patient d'indiquer son niveau de douleur sur une ligne de 10 cm.

Échelle Numérique (EN) : Le patient évalue sa douleur sur une échelle de 0 (pas de douleur) à 10 (douleur maximale imaginable).

Questionnaire de douleur McGill : Une méthode plus détaillée pour évaluer la qualité et l'intensité de la douleur.

Outils d'évaluation fonctionnelle :

Health Assessment Questionnaire (HAQ) : Évalue la capacité d'un patient à réaliser des activités quotidiennes.

Index de capacité fonctionnelle de Steinbrocker : Classe les patients en fonction de leur capacité à réaliser des activités.

Échelles d'évaluation spécifiques :

DAS28 (Disease Activity Score 28) : Utilisé principalement pour la polyarthrite rhumatoïde, il évalue l'activité de la maladie en prenant en compte le nombre d'articulations enflammées et sensibles, ainsi que certains marqueurs sanguins.

BASDAI (Bath Ankylosing Spondylitis Disease Activity Index) : Évalue l'activité de la spondylarthrite ankylosante en se basant sur la fatigue, les douleurs axiales, les douleurs périphériques, etc.

Grilles d'observation articulaire :

Examen des articulations : Évaluation de la mobilité, la sensibilité, la chaleur, le gonflement et la présence d'effusion.

Grilles d'évaluation de la qualité de vie :

SF-36 (Short Form Health Survey) : Questionnaire général sur la qualité de vie.

ASQoL (Ankylosing Spondylitis Quality of Life) : Questionnaire spécifique pour les patients atteints de spondylarthrite ankylosante.

Outils d'évaluation psychologique :

Échelle d'anxiété et de dépression de HADS (Hospital Anxiety and Depression Scale) : Permet d'évaluer le niveau d'anxiété et de dépression chez un patient.

Outils d'évaluation de l'éducation thérapeutique :

Test de connaissance sur la maladie : Évalue le niveau de connaissance du patient sur sa pathologie, les traitements disponibles, etc.

L'utilisation adéquate de ces outils et grilles d'observation permet d'objectiver les symptômes, de suivre l'évolution de la maladie, d'ajuster les traitements et d'assurer une prise en charge optimale du patient. Pour les professionnels de santé, la maîtrise de ces instruments est essentielle et nécessite une formation régulière.

Retrouvez chacun de mes livres publiés sur Amazon sur le lien suivant :

https://www.amazon.fr/dp/B0CP8T3K57

Pour un prix unitaire beaucoup plus intéressant, vous pouvez également acheter l'intégralité de mes livres en format e-books (pdf) sur le site internet suivant :

http://espaceformation-ide.com

Avec toute ma considération…

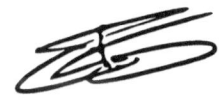